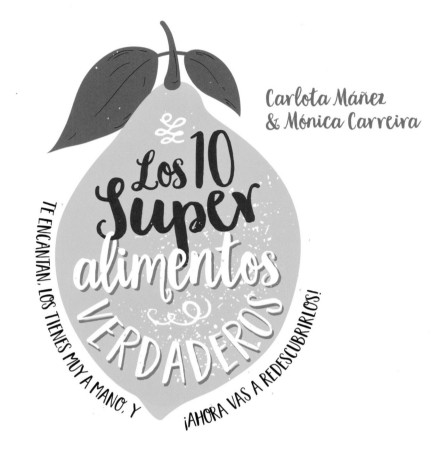

Carlota Máñez
& Mónica Carreira

Los 10 Superalimentos verdaderos

TE ENCANTAN, LOS TIENES MUY A MANO, Y ¡AHORA VAS A REDESCUBRIRLOS!

COOKED
- BY URANO -

Argentina - Chile - Colombia - España
Estados Unidos - México - Perú - Uruguay - Venezuela

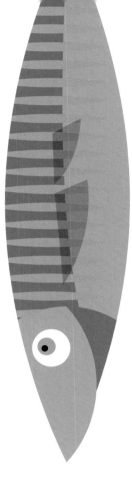

Los 10 Superalimentos verdaderos.

1ª edición Enero 2017

Copyright © 2017 by Carlota Máñez y Mónica Carreira
All Rights Reserved

Copyright © 2017 by Ediciones Urano, S.A.U.
Aribau, 142, pral. – 08036 Barcelona
www.edicionesurano.com

Diseño: Montse Vilarnau
Fotografía: Shutterstock

ISBN: 978-84-7953-966-5
E-ISBN: 978-84-16715-40-4
Depósito legal: B-21451-2016

Fotocomposición: Ediciones Urano, S.A.U.

Impreso por: LIBERDÚPLEX
Ctra. BV 2249 Km 7,4 – Polígono Industrial Torrentfondo
08791 Sant Llorenç d'Hortons (Barcelona)

Impreso en España – *Printed in Spain*

Índice

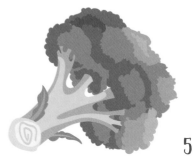

introducción

El concepto de «superalimento» ha adquirido, de un tiempo a esta parte, unas dimensiones extraordinarias. Tendemos a conferirle un halo mágico a muchos de los nuevos alimentos que importamos de otros países, culturas, gastronomías... Y, aunque en algunos casos, es cierto que se trata de productos muy saludables que vale la pena conocer, en muchos otros nos hacen olvidar que tenemos alimentos propios que nos brindan mil y una posibilidades culinarias y beneficios para la salud.

Es importante tener presente que ningún alimento, de forma aislada, tiene propiedades «curativas» para la salud. La alimentación saludable no se basa en la incorporación de un determinado alimento, sino en la variedad de ellos: vegetales, frutas, verduras, frutos secos, semillas, legumbres, cereales integrales, grasas insaturadas, etc. Está demostrado que esto es lo que ayuda a prevenir muchas de las enfermedades asociadas al deterioro del organismo por el paso del tiempo.

Este es el objetivo que nos hemos planteado a la hora de escribir este libro. En medio del *boom* de publicaciones sobre superalimentos, hemos elegido los diez que más han sido estudiados y cuyos beneficios han sido documentados. Se trata de alimentos que siempre han estado entre nosotros, demostrando que no hace falta recurrir a otros más lejanos para conseguir un amplio abanico de posibilidades culinarias y de otros tipos. Así por ejemplo, ¿por qué deberíamos tomar col *kale* cuando el brécol o la col rizada, habituales en nuestra cocina, tienen beneficios similares?

Son modas y, aunque muchas nos aportan cosas positivas, no nos deberían hacer perder el norte. Por ello, en este libro pondremos en el lugar que se merecen a alimentos tan nuestros como el aceite de oliva, la almendra, el ajo, el limón, la manzana... En total, un grupo de diez SUPERALIMENTOS, con mayúsculas, cuyas virtudes, variedades, consejos de compra o formas de conservación presentaremos de forma práctica, aprovechando para destacar otros de su mismo grupo que se incluirán en un delicioso menú semanal.

Disfruta comiendo y cuidándote con diez auténticos superalimentos que hemos escogido, con mimo, para ti.

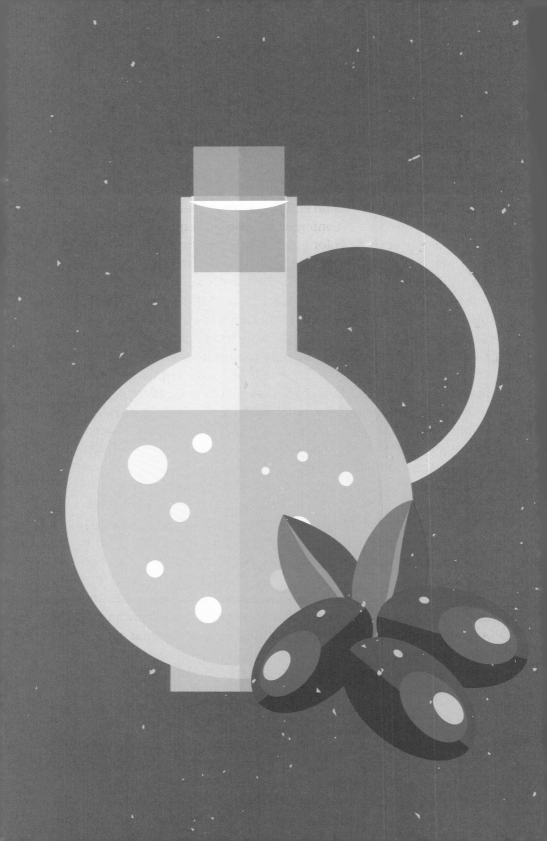

aceite de oliva

El aceite de oliva es uno de los alimentos más sanos que existen en la dieta mediterránea. Desde el punto de vista nutritivo, los mejores aceites son los de presión en frío, ya que el prensado en caliente y el refinado reducen el contenido de sustancias que confieren a la grasa su sabor, aroma, color y muchas de sus propiedades saludables. De todos modos, todos ellos destacan por su elevado aporte de grasas monoinsaturadas, vitamina E y fitoesteroles.

Al igual que el resto de aceites, el de oliva aporta una gran cantidad de energía, que permite desarrollar la actividad física e intelectual con buena salud. Por ello, a pesar de sus nueve calorías por gramo, debería incluirse en toda dieta equilibrada en sustitución de otras fuentes de grasa menos saludables. El consumo diario recomendado es de tres a seis cucharadas en crudo por persona.

Se tiene constancia del uso del aceite obtenido de la oliva, por primera vez, en la corte cretense del rey Minos (2.500 a.C.), siendo probablemente para esta civilización un producto básico en su economía, exportándolo incluso a Egipto, donde se utilizaba con finalidades alimenticias, cosméticas y como combustible en lámparas.

En la antigua Grecia el aceite fue aprovechado de muchas maneras por sus extraordinarias virtudes. La producción aceitera griega, junto a la fenicia, invadió los mercados del Mediterráneo y más adelante los romanos harían grandes progresos en las técnicas de cultivo del olivo y de la elaboración del aceite. Durante el esplendor del Imperio romano, el comercio de aceite de oliva, de aceitunas comestibles y de óleos para ungüentos creció significativamente. Además, la expansión del Imperio aseguró que las rutas para su comercio quedaran abiertas.

Durante la Edad Media el aceite escaseó, aunque siguió utilizándose como alimento y para la iluminación, sobre todo en el ámbito religioso, al pasar a ser propiedad de órdenes religiosas la mayor parte de los olivares. A finales de este periodo, el comercio aceitero se activó de nuevo y no solo por el Mediterráneo, sino que se ampliaron los recorridos comerciales al norte de Europa. En 1560 ya había olivares en México, desde donde se extendieron a California,

Perú, Chile y Argentina. Hoy día el olivo puede encontrarse en todos los continentes y el aceite vuelve a ser protagonista, tanto como alimento como por sus muchos otros usos.

Variedades

El aceite de oliva virgen es el zumo natural de la aceituna y, por tanto, conserva el sabor, aroma, nutrientes, vitaminas y antioxidantes del fruto. Es el único aceite aromático que puede llevar en la etiqueta el símbolo de calidad de la denominación de origen.

Se obtiene molturando las aceitunas hasta obtener una pasta y aplicando presión en frío para exprimir el aceite. Nunca está refinado y los únicos procesos a los que se le somete son de tipo físico para eliminar las partículas sólidas que contiene en suspensión y hacerlo transparente (sedimentación, centrifugación y/o filtración).

Cuantos menos ácidos grasos libres contenga, dependiendo de las características del fruto, mayor será su calidad y suavidad de sabor.

Los aceites obtenidos de primera prensada son los siguientes:
- **Aceite de oliva virgen extra:** Es el mejor de los aceites vírgenes y se obtiene de la aceituna recolectada en el momento óptimo de maduración y con un proceso de elaboración exquisito. Debe tener una acidez menor o igual a 1°.
- **Aceite de oliva virgen:** También conocido como «fino», tiene muy buen sabor y una acidez no superior a 2°. Es un aceite virgen con pequeñas alteraciones que son prácticamente imperceptibles. Es igual de aromático que el anterior y también conserva todas las vitaminas y los antioxidantes naturales.

Otros aceites obtenidos de la aceituna son:
- **Aceite de oliva:** Obtenido al mezclar aceite de oliva virgen con aceite de oliva refinado. Las proporciones de ambos aceites son variables, pero su acidez no debe superar el 1,5°. Sus características sensoriales son buenas y es el más común del mercado. Se pueden encontrar dos tipos: uno muy suave, de 0,4° de acidez, y otro de 0,8° o 1° con mayor sabor.
- **Aceite de orujo de oliva:** Se llama «orujo» a los residuos de los huesos y pieles de aceituna, que todavía conservan cierta canti-

dad de aceite. Por tanto, se suele obtener por medio de la aplicación de disolventes. Es el de peor calidad y necesita ser refinado hasta que su acidez máxima llegue a 0,3°.

Aporte nutricional

Rico en ácido oleico

Lo que caracteriza al aceite de oliva frente a otros aceites es su riqueza en ácido oleico (ácido graso monoinsaturado), que representa aproximadamente el 75% de su composición. En menor proporción, también contiene ácido linoleico y linolénico (ácidos grasos poliinsaturados) y, en una pequeña cantidad, ácido mítico (ácido graso saturado). Su contenido en estos compuestos es la que más se aproxima a la óptima según la American Heart Association (Asociación Norteamericana del Corazón).

Otras vitaminas

El aceite de oliva, especialmente el virgen, contiene otros nutrientes no grasos que, aunque se encuentran en muy pequeña cantidad, ejercen importantes efectos terapéuticos. Dentro de estos destacan la vitamina E y los compuestos fenólicos (como el tirosol y el hidrotirosol), de marcado efecto antioxidante y que, a través de diferentes mecanismos, refuerzan los efectos protectores del ácido oleico.

Respecto a la vitamina E, el aceite de oliva tiene verdadera trascendencia por su aporte nutricional. Un consumo de 25 gramos al día de aceite de oliva virgen extra (algo más de dos cucharadas soperas) cubre un 50% de la ingesta diaria recomendada en el hombre y un 62,5% en la mujer.

Otras sustancias que contiene son los betacarotenos y otros carotenoides que se transforman en vitamina A en el organismo. Estos nutrientes también son potentes antioxidantes y resultan fundamentales para gozar de una buena visión y para el cuidado de la piel.

Por último, al igual que otros aceites, el de oliva es una buena fuente de fitoesteroles, que son unas sustancias similares al colesterol pero de origen vegetal y que tienen la capacidad de impedir la absorción intestinal del colesterol.

TABLA DE COMPOSICIÓN DEL ACEITE DE OLIVA
(Valores nutricionales por 100 g de alimento)

Energía	899,10 kcal
Proteínas	0,00 g
Lípidos	99,90 g
Ácidos grasos saturados	14,37 g
Ácidos grasos monoinsaturados	69,42 g
Ácidos grasos poliinsaturados	10,84 g
Colesterol	0,00 mg
Hidratos de carbono	0,00 g
Fibra	0,00 g
Vitamina A	34,10 mcg
Carotenoides totales	204,60 mcg
Vitamina E	12 mg

Fuente: Tablas de composición de alimentos del CESNID
– McGraw Hill Interamericana

Conviene sobre todo si...

El aceite de oliva resulta un alimento conveniente para todo el mundo. Sus beneficios en comparación con otras grasas deberían convertirlo en el aceite de elección tanto para aliños como para cocinar.

Por su composición equilibrada de ácidos grasos, a lo que contribuye su riqueza en ácido oleico, resulta especialmente recomendable para quienes tienen niveles de colesterol LDL (conocido como «malo») elevados y/o problemas de arteriosclerosis, pues se considera un verdadero protector cardiovascular. Si somos hipertensos y fumadores debería ser un básico en nuestra dieta. Asimismo, por sus efectos antioxidantes se considera un potencial aliado para prevenir enfermedades relacionadas con la oxidación y el envejecimiento celular, tales como las enfermedades degenerativas y determinados tipos de cáncer.

Quizá las personas que deberían limitar (no evitar) su consumo serían las que presentan sobrepeso u obesidad, ya que no hemos de olvidar que se trata de una grasa y que, como tal, es rica en calorías. Su limitación en estos casos, eso sí, debería estar por detrás de la de otras grasas nutricionalmente mucho más pobres (bollería industrial, embutidos, margarinas...).

Amigo del corazón

Hoy día está plenamente aceptado que el aceite de oliva ejerce un importante papel preventivo y terapéutico en el tratamiento de las enfermedades cardiovasculares. Aunque los efectos se atribuyen mayoritariamente a su elevado contenido en ácido oleico, en los últimos años distintos estudios han puesto de manifiesto el posible papel de las sustancias antioxidantes (vitamina E y polifenoles) también presentes en él.

- **Controla el colesterol:** Aunque no reduce tanto el nivel de colesterol total ni del LDL como los aceites de semillas ricos en ácidos grasos poliinsaturados, sí que es el único que aumenta el colesterol HDL (conocido como «bueno»). Pero, además, numerosos estudios han demostrado que los ácidos grasos monoinsaturados, como el oleico, son más eficaces que los poliinsaturados para evitar la oxidación de las lipoproteínas. Por otro lado, su alto contenido en vitamina E y compuestos fenólicos antioxidantes también contribuye a inhibir este proceso perjudicial; por tanto, como la arteriosclerosis se produce principalmente como consecuencia de la oxidación de las lipoproteínas, es fácil deducir que el aceite de oliva, especialmente el virgen extra, es el que más protege contra el desarrollo de enfermedades coronarias.

- **Reduce la tendencia a la trombosis:** Según la Academy of Nutrition and Dietetics (ADA), esta grasa cardiosaludable también ejerce un efecto positivo sobre distintos procesos relacionados con el desarrollo de trombosis. Por ejemplo, su uso diario reduce la presión arterial, protege el endotelio de la arteria y amortigua el proceso inflamatorio. Por otro lado, al igual que las grasas de pescado, es eficaz para reducir el nivel de fibrinógeno en la sangre.

Esta sustancia proteica es el principal componente de los coágulos, por lo que cuanto más elevada esté, mayor será la tendencia a la trombosis (formación de coágulos).

⊙ **Síndrome metabólico:** Un estudio llevado a cabo por investigadores del proyecto PREDIMED (estudio de intervención nutricional para evaluar la eficacia de la dieta mediterránea en la prevención primaria de enfermedades cardiovasculares) ha concluido que la dieta mediterránea complementada con aceite de oliva y frutos secos interviene en la reversión del síndrome metabólico. El estudio de la Universidad Rovira i Virgili se ha llevado a cabo con hombres y mujeres de 55 a 80 años con alto riesgo cardiovascular, y concluye que este régimen alimentario disminuye el perímetro de la cintura y los niveles de glucosa en sangre.

Defensa antioxidante

Una de las causas de la vejez es la oxidación celular, la cual depende del grado de insaturación de las membranas celulares y de la capacidad antioxidativa del organismo, que a su vez lo hace del aporte de componentes antioxidantes alimentarios.

Los lípidos de la dieta influyen en la composición de las membranas celulares, de manera que, según sea la grasa ingerida, la membrana celular tendrá un mayor o menor grado de insaturación. A mayor grado de insaturación de los ácidos grasos de las membranas celulares, más susceptibles serán estas a la acción de los radicales libres.

En este sentido, el aceite de oliva representa uno de los principales medios para prevenir nutricionalmente los procesos oxidativos que provocan el envejecimiento de las células. Esto es debido a que su contenido graso es fundamentalmente monoinsaturado (ácido oleico), es decir, que tiene una baja potencialidad oxidativa, lo cual determina un tipo de construcción celular «poco oxidable» que, además, estará protegida por el elevado contenido de sustancias antioxidantes de dicho aceite.

Retrasa el envejecimiento celular

Una ingesta elevada de ácidos grasos monoinsaturados ayuda a conservar durante más tiempo las funciones cognitivas, ya que enlentece el envejecimiento cerebral y, por tanto, protege frente a las afecciones cognitivas relacionadas con la edad (no hablamos de demencias, sino de aspectos relacionados con la pérdida de funcionalidad neuronal).

Asimismo, el consumo regular de aceite de oliva virgen mejora la memoria y el aprendizaje, la atención y la concentración, el pensamiento (capacidad de solucionar problemas o de abstracción), el lenguaje y el funcionamiento visual y espacial.

Actualmente, se ha demostrado que no solo el ácido oleico es responsable de todos los efectos neuronales, sino que también es fundamental la actividad antioxidante de la vitamina E y de los compuestos fenólicos como el tirosol y el hidroxitirosol.

Prevención del cáncer

Esta enfermedad representa una de las principales causas de muerte en los países desarrollados, donde además va en aumento. Numerosos estudios epidemiológicos, así como experimentos con animales de laboratorio, han implicado de forma directa componentes determinados de la dieta en una mayor incidencia de diversos tipos de cáncer. Pues bien, aunque aún quedan muchas investigaciones por realizar, parece que el aceite de oliva virgen ejerce un papel protector frente a cánceres como el de mama o colon.

Aliado de la diabetes

Las ventajas cardiovasculares del aceite de oliva lo hacen idóneo para combatir y prevenir la diabetes debido a las complicaciones relacionadas con esta enfermedad (arteriosclerosis, trombosis, hipertensión, etc.). Pero, además, recientemente se ha demostrado que este alimento reduce los niveles de glucosa en sangre y, por tanto, reduce las necesidades de insulina.

Bueno para los huesos

Su ingesta equilibrada favorece la absorción de minerales como el calcio y el fósforo, por lo que permite una adecuada mineralización y favorece el crecimiento. Un estudio reciente sobre osteoporosis, publicado en la revista *Osteoporosis International*, ha puesto de manifiesto los mecanismos por los cuales el aceite de oliva contribuye a estimular la salud ósea, potenciando así la formación de osteoblastos a partir de las células madre de la médula ósea. Este hecho es de vital importancia por cuanto la pérdida ósea relacionada con la edad se asocia a la insuficiencia de osteoblastos durante el remodelado óseo.

Mejora la digestión

Remedio aconsejable en la prevención y terapia nutricional de dolencias gastrointestinales como la gastritis o la úlcera gastroduodenal. Para tratar este tipo de afecciones se requiere una limitación de la secreción de ácido gástrico, lo que se puede conseguir con el aceite de oliva. En efecto, sus ácidos grasos monoinsaturados tienen la capacidad de reducir la acidez intragástrica y de retrasar el vaciamiento gástrico.

Por otro lado, el aceite de oliva estimula la secreción hepática de sales biliares (acción colerética), facilita su vaciamiento a través de la vesícula biliar (acción colagoga) y también promueve la secreción pancreática. Estas acciones dan como resultado una mejor digestión de las grasas, ya que aumentan la eficacia del jugo pancreático y la concentración de sales biliares por el vaciamiento vesicular. Así, se puede decir que el aceite de oliva es un buen aliado en el funcionamiento del hígado y de la vesícula biliar, por lo que es un alimento a tener muy en cuenta cuando se sufre algún grado de insuficiencia hepática o trastorno de la vesícula biliar. También contribuye a evitar el estreñimiento porque produce un suave pero eficaz efecto laxante. En este caso, es suficiente con tomar una o dos cucharadas soperas en ayunas.

Consejos de compra y conservación

COMPRA

A la hora de comprarlo hemos de fijarnos en que esté correctamente envasado y etiquetado. Mucho mejor si la botella es oscura o está enlatado y, una vez en casa, almacenarlo en un lugar fresco y oscuro.

Si lo compras en botella transparente, lo mejor es pasarlo a un recipiente de cristal oscuro o de barros para que no le dé la luz y evitar así su oxidación. Si vas a reservar la botella para más adelante y no vas a abrirla inmediatamente, hazlo en un armario oscuro o envuélvela en papel de periódico hasta su consumo.

CONSERVACIÓN

El aceite es un producto vivo y para conservar su integridad y frescor debemos mantenerlo alejado del calor excesivo, del aire, de la humedad y, sobre todo, de la luz.

La temperatura óptima de conservación es de 20 °C, no pudiéndose almacenar durante demasiado tiempo (la fecha de consumo preferente del aceite de oliva es de un año a partir de la fecha de envasado) y siempre reservándose en un lugar oscuro, fresco y en recipientes herméticamente cerrados. Los mejores son los de vidrio o acero inoxidable, y nunca deben emplearse recipientes de hierro ni de latón que pudieran estar oxidados o con soldaduras de plomo o estaño, tan habituales antiguamente.

Antes de rellenar con un aceite nuevo un recipiente viejo que pueda contener restos de otro aceite, debe lavarse muy bien, pues los restos pueden acelerar la oxidación del nuevo (enranciarlo). También debe mantenerse alejado de olores intensos porque los absorbe con mucha facilidad.

Si la temperatura exterior es muy fría el aceite se puede espesar, pero no pierde sus nutrientes ni su calidad. Para fluidificarlo de nuevo, basta con sumergir la mayor parte de la botella en un recipiente con agua caliente y, pasados unos minutos, agitarla bien.

Al comprar el aceite debemos fijarnos en la fecha de caducidad, pero incluso si se rebasa esta, no hay que despreciar el producto, ya que serán su sabor y olor a rancio los que realmente delaten que está estropeado. Si no vas a consumirlo enseguida ten en cuenta que el virgen no aguanta tanto tiempo como el refinado, por lo que adquiere solo el que calcules que vas a utilizar.

Cómo incorporarlo a una dieta sana

El aceite de oliva se ha convertido en uno de los signos de la cocina de calidad. Su riqueza en aromas, sabores, colores e incluso texturas enriquece, integra y complementa a cada alimento, de manera que consigue otorgar su personalidad propia a cada receta.

Siempre es mucho más recomendable utilizar el virgen porque, al tratarse de zumo natural de aceituna, conserva íntegramente sus componentes, tanto en crudo como después de procesos térmicos como la fritura.

En efecto, el aceite de oliva es la mejor grasa para freír porque es la más estable y no produce reacciones tóxicas cuando se lo somete a altas temperaturas. Esto se debe a que posee un punto crítico elevado de 210 °C, netamente superior a la temperatura normal de fritura, que es de 170 °C, y que precisamente es la temperatura crítica de otros aceites. Al ser más estable tiene una vida útil mayor, por lo que se puede utilizar para freír más veces (hasta cuatro o cinco) que los demás. Lo mejor es utilizar el virgen extra para freír, ya que aunque la fritura hace disminuir su contenido en sustancias antioxidantes, estas no desaparecen por completo. Desde el punto de vista sensorial, sí que se pierden gran parte de sus características, por lo que se suele recomendar más el uso de aceite de oliva normal. En cualquier caso, el aceite de oliva mejora las cualidades gastronómicas de los alimentos fritos al formar una corteza fina y consistente alrededor del producto que lo mantiene jugoso e impide que absorba más cantidad de la deseable.

Remedios

Estos son algunos recursos sencillos y populares que nuestros abuelos utilizaban para aliviar dolencias, y lo cierto es que pueden resultar útiles:

- **Laxante:** Tomar en ayunas un par de cucharadas soperas de aceite de oliva es un buen remedio. Otra opción es mezclar una cucharada en una infusión de manzanilla.

- **Sabañones:** Aplicar directamente sobre la zona afectada aceite de oliva virgen aporta una evidente mejoría. Además, como el aceite de oliva es una fuente muy rica en ácidos grasos, contribuye a restaurar los niveles naturales de humedad de la piel. Se trata de un emoliente corporal que se emplea incluso para realizar masajes terapéuticos, siendo especialmente útil para suavizar las pieles ásperas, resecas y maltratadas.

- **Protege la piel frente a factores ambientales externos.** Los componentes antioxidantes naturales que contiene, como la vitamina E y los polifenoles, combaten la oxidación de las células y mantienen por más tiempo la juventud de la piel. También retrasan y disminuyen los primeros signos del envejecimiento cutáneo, como las líneas de expresión y las primeras arrugas.

- **Y con las hojas de olivo...** Las formas farmacéuticas más utilizadas son las cápsulas con el extracto de hojas o el polvo criomolido de las mismas. También se pueden utilizar desecadas para preparar una infusión. Esta se elabora con una cucharada de hojas secas por taza de agua. Cuando empieza a hervir, se apaga el fuego y se añaden las hojas. Se tapa y se deja reposar entre 10 y 15 minutos. Se cuela el líquido resultante, se endulza si se desea y ya está listo para tomar. Se pueden tomar de tres a cuatro tazas al día y es especialmente útil en el tratamiento de alteraciones circulatorias leves, como coadyuvante en el tratamiento de la hipertensión arterial y como diurético, siempre bajo consejo médico.

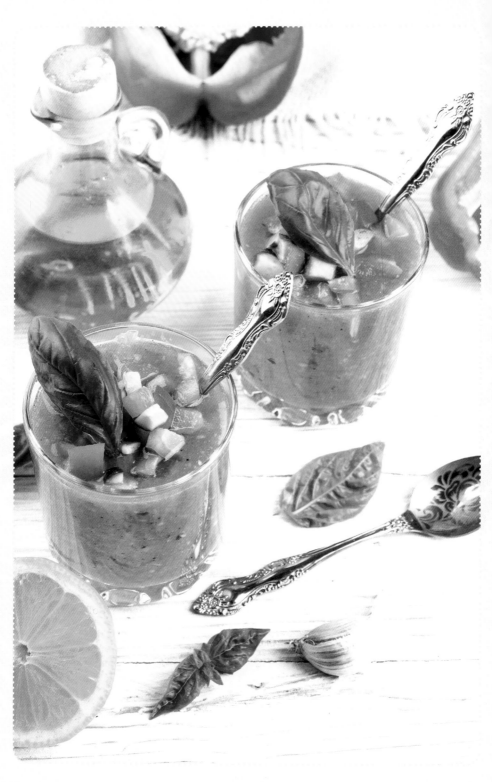

recetas

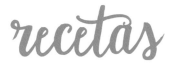

Gazpacho andaluz

½ kg de tomate maduro
½ pimiento verde
1 diente de ajo
½ pepino
1 dl de aceite de oliva virgen

4 cucharadas de vinagre de vino
1 rebanada de pan blanco
Sal fina

1. ESCALDA y pela los tomates, e introdúcelos en el vaso de la batidora.
2. Añade el pepino pelado y troceado, el pimiento, el ajo y el pan remojado en agua.
3. Tritura durante unos segundos y añade la sal, el vinagre y el aceite.
4. Pasa la mezcla por el colador chino a una sopera y deja enfriar durante una hora.
5. Sírvelo acompañado de dados de pan, pepino, cebolla, tomate y huevo duro.

Aliños y salsas

Salsa de cítricos

MEZCLA en un bol dos cucharadas soperas de aceite de oliva virgen con otras dos de zumo de naranja, una cucharadita de zumo de limón y una pizca de sal.

Ideal para ensaladas con fruta, pescado blanco al vapor y pollo a la plancha.

Salsa de avellana

MEZCLA dos cucharadas soperas de aceite de oliva con dos cucharaditas de avellanas trituradas y una pizca de sal.

Es un buen aliño «anticolesterol» para ensaladas, hortalizas y verdura hervida.

Salsa de yogur

MEZCLA dos cucharadas de aceite de oliva, dos de yogur griego y una cucharadita de menta picada.

Combina muy bien con verduras, aves a la plancha y macedonias de fruta.

Alioli

1. MACHACA tres dientes de ajo en un mortero y, cuando consigas una pasta fina, añade ¼ l de aceite de oliva virgen muy poco a poco (con una aceitera de punta fina) y sin parar de dar vueltas con la maza del mortero, para mantener ligado el ajo y el aceite.

2. Para acabar, añade la sal sin dejar de remover.

Pan con chocolate y aceite de oliva

1. PON una onza de chocolate negro sobre una rebanada de pan e introduce en el horno.

2. Cuando el chocolate se derrita y el pan esté crujiente, retíralo del horno.

3. Vierte un chorrito de aceite de oliva y una pizca de sal gorda.
¡Toda una delicia!

Otros alimentos del grupo

El aceite pertenece al grupo de las grasas comestibles, las cuales son lípidos, un grupo heterogéneo de compuestos orgánicos cuya estructura química es variable, aunque están formados básicamente por carbono, hidrógeno y oxígeno. Son diferentes de las proteínas y los hidratos de carbono, y pueden ser tanto de origen animal como vegetal, perteneciendo a este último grupo el aceite de oliva.

Los aceites vegetales

Son grasas líquidas que se encuentran en forma de pequeñas gotitas dentro de las células de las semillas y algunos frutos. Cuando se trituran estos elementos vegetales se rompen sus células, con lo que se liberan las pequeñas gotas de grasa y se forma el aceite. Gracias a diversos métodos de tipo físico y/o químico, este compuesto es aislado del resto de las sustancias que forman parte de dichas semillas o frutos.

Como toda grasa, aportan abundante energía (nueve calorías por gramo), y además enriquecen la comida con sus ácidos grasos esenciales. Los aceites son lípidos o grasas que, junto con las proteínas y los hidratos de carbono, se clasifican como «macronutrientes», unos compuestos que resultan necesarios para el buen funcionamiento del organismo, siempre que su consumo se realice en la cantidad y calidad adecuadas. Y es que constituyen una importante fuente de energía que puede ser utilizada como combustible para el metabolismo, además de formar parte de las membranas celulares y los órganos del cuerpo, y ser necesarias para la absorción intestinal de las vitaminas liposolubles A, D, E y K, y para su transporte a las células. También nos protegen del frío y aportan sensación de saciedad, ya que se digieren más lentamente que otros nutrientes.

- **Aceite de girasol:** Es el aceite de semillas más utilizado del mundo. Las semillas de esta flor poseen un elevado porcentaje de aceite (50%) y sus ácidos grasos mayoritarios son el linoleico y, en menor medida, el oleico. También contiene ácido palmítico y esteárico. Además, presenta un generoso porcentaje de fitoesteroles y, al igual que la mayoría de aceites vegetales, es una gran fuente de vitamina E, de manera que una cucharada proporciona prácticamente la cantidad recomendada diaria de este nutriente. Normalmente se encuentra refinado, es de color amarillo suave y tiene un sabor ligeramente dulce. Es muy poco ácido (máximo 0,2°) y su contenido de ácido oleico oscila entre el 15 y 20%. Sin embargo, en algunas variedades se ha logrado aumentar la proporción hasta en un 80% (girasoles oleicos), por lo que se puede considerar una fuente industrial del compuesto. Este tipo de aceite de girasol se conoce como «alto oleico» y se caracteriza por ser una grasa líquida con características parecidas al aceite de oliva. Al tener mayor contenido en ácido oleico, lo hace también más resistente a las altas temperaturas, por lo que es más adecuado que el aceite de girasol estándar para cocinar. También se puede encontrar aceite de girasol virgen (sin refinar) extraído de primera presión, de olor más fuerte y sabor mucho más intenso.

- **Aceite de soja:** Su principal cualidad es que combina unas cantidades considerables de vitamina E y A. Es rico en grasas poliinsaturadas, especialmente en ácido linolénico, siendo el resultado un aceite sano para el corazón.

- **Aceite de lino:** El aceite de semillas de lino es la fuente vegetal más rica de ácidos grasos omega-3, los más sanos para el corazón y para prevenir múltiples trastornos. Uno de sus pocos inconvenientes es que se estropea fácilmente porque sus ácidos grasos poliinsaturados se oxidan al entrar en contacto con el aire. Se suele consumir exclusivamente como suplemento nutricional, siempre en crudo, y por su inestabilidad no se aconseja utilizarlo para cocinar. Tiene un sabor áspero y fuerte, y si queremos combinarlo con alimentos en la dieta podríamos mezclarlo con cereales de desayuno o con una manzana rallada, por ejemplo.

- **Aceite de maíz:** Es el más utilizado para la fabricación de margarinas después de someter el aceite líquido a un proceso de hidrogenación que provoca la formación de ácidos grasos saturados trans, además de la saturación variable de ácidos grasos insaturados. Por tanto, es recomendable el aceite líquido de primera presión en frío, de sabor neutro y cargado de vitamina E, pero no aquellos que han sufrido hidrogenación. Es uno de los aceites vegetales más ricos en fitoesteroles, sobre todo el beta-sitosterol, que impiden la absorción del colesterol total sobre el intestino.

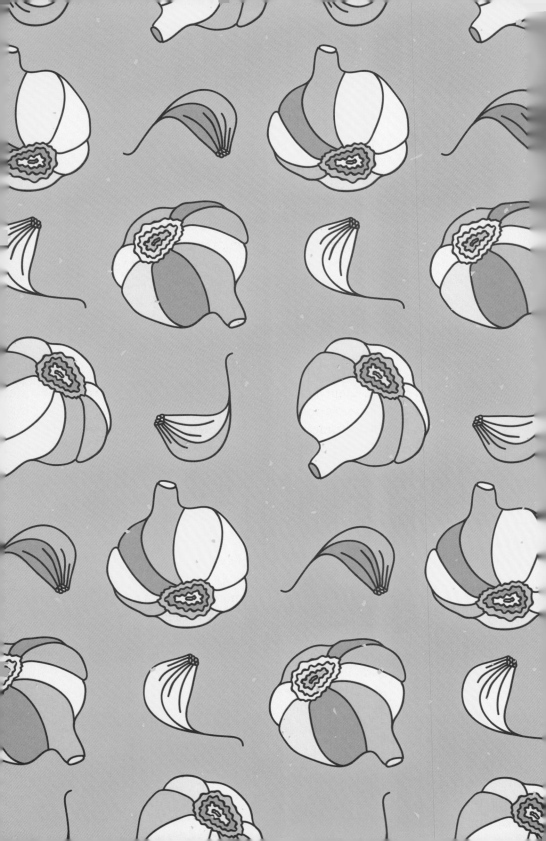

ajo

El ajo es uno de los alimentos con más propiedades beneficiosas para la salud. Procede de Asia Central y, hace más de tres mil años, ya se utilizaba en la India para combatir los parásitos y prevenir epidemias. En el siglo I, el ajo y la cebolla se prescribían para el tratamiento de enfermedades cardíacas y reumáticas, y también fue utilizado como alimento «curativo» por griegos y romanos, además de como estimulante y afrodisiaco. En la Edad Media fue casi el único remedio contra la peste.

El ajo es una planta que pertenece a la familia de las liliáceas, que abarca unas 3.500 especies de plantas herbáceas y árboles. El género *Allium*, al que pertenecen hortalizas tan conocidas como el ajo, la cebolla, la cebolleta, el cebollino y el puerro, es el más importante de esta familia. El ajo forma bulbos subterráneos, tiene raíces numerosas y cortas que se adaptan a cualquier tipo de cultivo, y suele alcanzar los 30 centímetros de altura. Tolera el frío del invierno y resiste diferentes climas. Se cultiva por su alto valor comercial, sobre todo en España, Francia e Italia, siendo nuestro país el que ostenta el primer puesto europeo y el cuarto a nivel mundial en cuanto a su producción.

El bulbo del ajo está formado por los gajos, comúnmente conocidos como «dientes» y cuyo número (de tres a quince) depende de la variedad y las condiciones ambientales. Según su época de maduración, se pueden encontrar ajos tempranos (de finales del invierno a principios de la primavera), conocidos como «ajetes» o «ajos tiernos» y utilizados sobre todo para elaborar tortillas y revueltos, o ajos tardíos, que se pueden identificar por el color de su cubierta:

- **Ajo blanco o común:** Rústico, resistente y carnoso, de mayor tamaño que el ajo morado, de buena productividad y conservación. Suele consumirse seco y se caracteriza por su sabor marcado y aroma persistente. Es la variedad que prevalece en todos los países.

- **Ajo rosado o morado:** Denominado así por el color de su cubierta. Son más precoces que los blancos y no se conservan demasiado bien.

Aporte nutricional

Sorprende el elevado aporte calórico del ajo, gracias a su riqueza en proteínas e hidratos de carbono, si se compara con el resto de verduras y hortalizas. Sin embargo, dado que la cantidad que se consume de ajo no es equivalente a la de otras verduras al ser utilizado como condimento, su aporte energético es irrelevante.

La sustancia activa más destacable del ajo es la llamada «aliina», un compuesto volátil e inodoro de naturaleza sulfurada. Al trocear el ajo y romper su estructura, la aliina se transforma en alicina y esta, en disulfuro de alilo, un compuesto que le da su peculiar y característico aroma. Si se toma crudo mantiene sus propiedades beneficiosas para la salud, como facilitar la eliminación de residuos celulares, estimular la secreción de bilis por parte del hígado, facilitar la depuración hepática, estimular la síntesis de queratina y colágeno (mejorando el aspecto de cabello, piel y uñas), regular el equilibrio de azúcares y aliviar los síntomas de procesos inflamatorios como la artritis. Además contiene vitaminas del grupo B y cantidades discretas de vitamina C.

Entre los elementos minerales destacan el potasio, magnesio, calcio y fósforo pero, sobre todo, el azufre y varios compuestos antioxidantes.

Conviene sobre todo si...

Las excelentes cualidades depurativas, diuréticas, antisépticas y antibacterianas del ajo lo convierten en un alimento saludable para cualquier persona, siendo utilizado desde la Antigüedad en el tratamiento de diversas afecciones.

- **Es un antibiótico natural y aumenta las defensas:** El ajo crudo tiene propiedades antisépticas, fungicidas, bactericidas y depurativas, ayudando a combatir un buen número de hongos, bacterias y virus. Aumenta las secreciones bronquiales gracias a los compuestos azufrados, por lo que se le atribuyen propiedades expectorantes y desinfectantes, resultando muy útil en el tratamiento de las congestiones y en las infecciones respiratorias, como los catarros o resfriados. También tiene un papel relevante frente a los radicales libres.

TABLA DE COMPOSICIÓN DEL AJO
(Valores nutricionales por 100 g de alimento)

Energía	119,49 kcal
Proteínas	5,65 g
Lípidos	0,37 g
Hidratos de carbono	23,40 g
Fibra	2,10 g
B_1 (Tiamina)	0,18 mg
B_3 (Niacina)	0,46 mg
B_6 (Piridoxina)	0,76 mg
B_9 (Ácido fólico)	3,90 mcg
Vitamina C	22 mg
Calcio	24,90 mg
Fósforo	134 mg
Potasio	446 mg
Magnesio	22,55 mg
Azufre	70 mg

Fuente:
Tablas de composición de alimentos del CESNID
– McGraw Hill Interamericana

◉ **Previene las afecciones cardiovasculares:** El consumo habitual de ajo ha demostrado tener efectos beneficiosos sobre la hipercolesterolemia y los niveles altos de triglicéridos, ya que reduce el nivel de lípidos en sangre. La aliina, el principal compuesto sulfuroso del ajo, le otorga un efecto inhibidor de la agregación plaquetaria. Además, tiene efecto diurético, de ahí que su consumo habitual sea muy recomendable en caso de hipertensión y riesgo cardiovascular, como infarto, arteriosclerosis, trombosis, etc. El polisulfuro de alilo que contiene provoca vasodilatación y un aumento del diámetro de los vasos sanguíneos, por lo que la sangre fluye con más facilidad y disminuye la presión, mejorando la circulación sanguínea.

- **Alimento preventivo frente el cáncer:** No existen alimentos milagrosos frente el cáncer, pero algunos estudios científicos relacionan las propiedades del ajo con la prevención de procesos tumorales. El realizado por el Departamento de Gastroenterología del Hospital Ramón y Cajal de Madrid indica que la solución acuosa de ajo morado inhibe el *Helicobacter pylori*, bacteria asociada a una mayor incidencia de la úlcera gastroduodenal y el cáncer gástrico. Un estudio del prestigioso Instituto Científico Weizman de Israel señala la eficacia de la alicina presente en el ajo frente al cáncer. Y otro de la Universidad de Carolina del Norte, en Estados Unidos, muestra que las personas que consumen ajo crudo o cocinado con regularidad reducen a la mitad el riesgo de padecer cáncer de estómago y en un tercio el de colon.

- **Mejora las digestiones:** El consumo de ajo resulta beneficioso para el sistema digestivo. En la boca tiene acción antiséptica, favorece la secreción salival y estimula el apetito. En el estómago, favorece la secreción de jugos gástricos y tonifica las paredes. En el intestino, potencia los movimientos peristálticos y limpia y tonifica la mucosa intestinal, además de ser un gran estimulante de hígado y páncreas. Todo ello se traduce en una mejor preparación del sistema digestivo para la digestión de los alimentos, siendo adecuado en el tratamiento de enfermedades como la dispepsia y el estreñimiento crónico. Igualmente cabe recordar sus propiedades vermífugas, es decir, que es capaz de matar o expulsar lombrices y otros parásitos intestinales.

- **Favorece la memoria:** Se ha comprobado que el ajo contiene una serie de sustancias que ayudan a formar los neurotransmisores o «mensajeros» que van de una neurona a otra en el cerebro, facilitando su trabajo, con lo cual se mejora la capacidad de memoria y aprendizaje.

GRAN DESINTOXICANTE

El ajo estimula al hígado para producir enzimas desintoxicantes que filtran los residuos tóxicos presentes en el organismo,
como pueden ser los del tabaco y el alcohol. Añadir en las comidas unas rodajas de ajo (preferentemente crudas o cocinadas) ayuda a desintoxicar el organismo.

No conviene en caso de...

◉ **Ulcera gástrica o duodenal:** Aunque el ajo es un alimento muy
saludable, las personas que tienen problemas intestinales y/o es-
tomacales, sobre todo si sufren úlceras, hiperactividad gástrica
o inflamación gastroduodenal pueden sufrir ardor o indigestión
tras su consumo.

◉ **Hemorragias:** El consumo excesivo en caso de hemorragias o si
se va a someter a una operación quirúrgica, puesto que su efecto
anticoagulante provoca un aumento del riesgo de sangrado.

◉ **Interacción con fármacos:** Si se consume junto a anticoagulan-
tes puede elevar el riesgo de sangrado. Tampoco es recomendable
su consumo excesivo si se sigue un tratamiento con hipogluce-
miantes, dado que el ajo acentuaría la hipoglucemia. Es aconsejable consultar a su médico si toma alguna medicación de este tipo.

◉ **Embarazo:** Se aconseja evitar el consumo en grandes cantidades,
ya que puede provocar estimulación uterina y, en consecuencia,
partos prematuros o abortos involuntarios.

◉ **Consumo de grandes cantidades:** Puede provocar ardores de
boca y estómago.

Consejos de compra y conservación

COMPRA

Los ajos de mejor calidad son aquellos que tienen cierto peso, cuya envoltura está seca y firme, y no presentan brotes. Conviene escoger las cabezas pequeñas y compactas.

CONSERVACIÓN

Deben mantenerse en un lugar seco, fresco y bien ventilado para evitar que germinen debido a la humedad.

Pueden colgarse en la misma ristra y conservarse así hasta seis meses, aunque otra opción es separar los dientes sin pelar y meterlos en un bote con agujeros. También pueden pelarse y conservarse sumergidos en aceite en el frigorífico, o bien pelarlos y congelarlos, aunque de este modo se pierden sus propiedades culinarias.

Los ajos blancos se conservan durante menos tiempo que los rosados o morados.

Cómo incorporarlo a una dieta sana

El ajo puede consumirse crudo, como ingrediente en las ensaladas, o como condimento en multitud de platos. Se trata del ingrediente principal de muchas recetas de la cocina mediterránea: alioli, salsa pesto, gazpacho, ajoarriero, sopa de ajo... potenciando el sabor de estos, pero especialmente de los arroces. También es muy apreciado untado en el pan tostado o como aderezo en las patatas.

Para que el ajo no se queme ni deje un sabor amargo en las comidas, lo ideal es incorporarlo a la preparación después de que el resto de vegetales hayan soltado su jugo.

Para pelar los dientes con facilidad pueden dejarse en remojo con agua templada toda una noche o bien remojarlos con agua muy caliente durante cinco minutos.

Además del ajo fresco, pueden encontrarse en el mercado otros productos como ajo seco, ajo seco en polvo, aceite de ajo, encurtidos... Como ya hemos comentado, es el fresco el que garantiza los efectos beneficiosos en la salud. La sustancia sulfurosa responsable de ello es la alicina, la cual puede alterarse o perderse en los procesos de fermentación, conservación o almacenamiento prolongado, por lo que se desconoce con exactitud si el resto pueden ser igualmente eficaces.

¿CONOCES EL AJO NEGRO?

El ajo negro se ha colado desde hace relativamente poco tiempo en nuestras cocinas. Se trata del ajo común sometido a un proceso de fermentación natural o maduración que le otorga su característico color negro, así como una textura y sabor característicos.

Lo interesante de este tipo de ajo es que conserva las mismas propiedades medicinales y nutritivas que el ajo común pero tiene un sabor más suave, no repite, y puede tomarse sin problemas. Ha sido utilizado desde hace mucho tiempo en la cocina asiática, y su uso se está extendiendo con rapidez en Occidente.

Curiosidades

Para evitar las consecuencias de tomar ajo crudo...

Para evitar que el ajo repita después de las comidas, se recomienda abrirlo por la mitad a lo largo y quitarle el germen o brote que contiene en su interior, que es el que produce el mal aliento y resulta más indigesto. También para atenuar su sabor se pueden poner los dientes en remojo durante una hora antes de cocinarlos.

Aunque no existe un remedio infalible, otras opciones por las que puede optarse para eliminar el mal aliento son beber zumo de limón o morder perejil o hinojo fresco.

Remedios

⊚ **Picaduras de insectos o enfermedades de la piel:** Sus propiedades bactericidas lo convierten en un buen desinfectante frente a picaduras de insectos o mordeduras de animales, así como en la mayoría de afecciones de la piel, como hongos, quemaduras, heridas... Se aplica directamente en la zona afectada el jugo de un ajo o bien una gasa mojada en su tintura, pero cabe recordar que, en algunas personas, el ajo puede provocar dermatitis aguda por contacto.

recetas

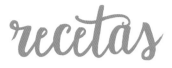

Coliflor al vapor con refrito de ajos ≈ 4 personas ≈

800 g de coliflor
2 dientes de ajo
30 ml de aceite de oliva
30 ml de agua

8 ml de vinagre
de manzana
5 g de pimentón
Una pizca de sal

1. PREPARAMOS una cazuela con agua hirviendo y sobre ella introducimos un cestillo con soporte para que no toque el agua.

2. En ese cestillo colocamos los ramilletes de coliflor con una pizca de sal y tapamos la cazuela.

3. Mantenemos un hervor continuo, de manera que los ramilletes de coliflor se cocinen al vapor durante 45 minutos.

4. Una vez cocida la coliflor, la sacamos del cestillo, la colocamos en los platos donde vayamos a servirla y aderezamos con un refrito de ajos y pimentón que habremos elaborado unos instantes antes.

Refrito de ajo

1. DORAMOS los dientes de ajos pelados y fileteados en cuatro cucharadas de aceite de oliva en una sartén a fuego medio.

2. Cuando empiecen a dorarse, retiramos la sartén del fuego y en ese instante añadimos la cucharilla de pimentón, tres cucharadas de agua caliente y una cucharada de vinagre de manzana, ligamos con unos movimientos de vaivén en la sartén y está listo para servir.

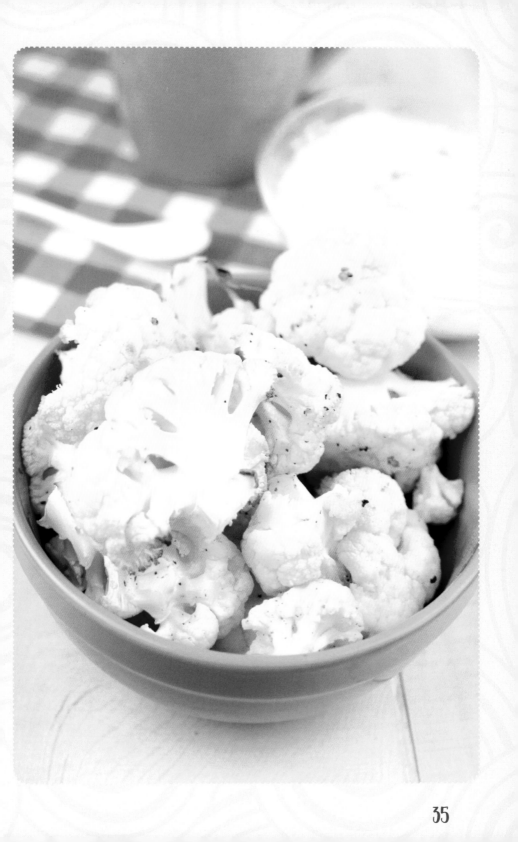

Sopa de ajo ≈ 4 personas ≈

1 cabeza de ajos
150 g de pan duro (de días anteriores)
4 huevos
5 cucharadas de aceite de oliva

½ cucharadita de pimentón molido
½ l de caldo vegetal
Sal

1. DESGRANAMOS la cabeza de ajos sin pelar y practicamos un corte en cada uno de ellos.

2. Cortamos el pan a rebanadas finas.

3. Rehogamos los ajos con el aceite en una cazuela y, cuando empiecen a dorarse, añadimos el pan y volvemos a rehogar.

4. Añadimos sal y pimentón al gusto.

5. Apartamos la cazuela del fuego y vertemos inmediatamente el caldo de verduras.

6. Removemos de vez en cuando y añadimos más sal si es necesario.

7. Ponemos al fuego y, cuando empiece a hervir, añadimos los cuatro huevos con cuidado para que no se rompan (sin cáscara).

8. Cuando cuajen las claras y las yemas aún estén blandas, estará listo para servir.

Allioli ≈ 2 personas ≈

2 yemas de huevo
4 dientes de ajo pelados

Aceite de oliva
Sal

1. PELAMOS los ajos y los machacamos bien en el mortero con una pizca de sal.

2. Cuando obtenemos una pasta homogénea, añadimos la yema de huevo y mezclamos bien.

3. Mientras removemos continuamente haciendo círculos, dejamos caer el aceite de oliva gota a gota. El ritmo debe ser constante hasta obtener una salsa espesa y compacta. Si se pierde el espesor, dejamos de añadir aceite sin dejar de remover, hasta recuperar una textura cremosa.

Consejo: Una buena referencia para saber cuántos dientes de ajo necesitaremos es añadir dos o tres por persona.

Guacamole ≈ 2 personas ≈

2 aguacates maduros
1 diente de ajo bien picado
1 cucharada sopera de cebolla rallada
1 tomate mediano a trocitos pequeños

2 cucharadas de jugo de limón
1 pizca de cilantro
Sal

PELAMOS y deshuesamos los aguacates, y a continuación los aplastamos con un tenedor, hasta obtener una consistencia cremosa. Añadimos la cebolla rallada, el ajo, el tomate, el jugo de limón, el cilantro y sal al gusto. Mezclamos todo bien y ya está listo para servir.

Consejo: No dejes de añadir zumo de limón porque, gracias a él, el aguacate no se enrancia.

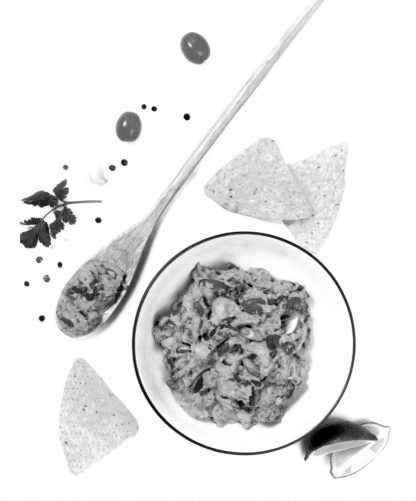

Otros alimentos del grupo
Cebolla

Alimento con bajo aporte calórico por su alto contenido en agua (aproximadamente un 90%). Al igual que el ajo, gracias a sus compuestos azufrados y flavonoides (el principal es la quercetina) resulta muy beneficioso para la salud. Tiene propiedades analgésicas, antioxidantes, vasodilatadoras, antiartríticas, antibacterianas y antiinflamatorias, además de considerarse un potente antigripal y combatir úlceras y asma, y mejorar la diabetes tipo II.

No podemos olvidar su apreciable aporte de fibra y su alto contenido en minerales y vitaminas, que la convierten en un excelente regulador del organismo. Sus minerales más relevantes son el azufre, el potasio (participante en la generación y transmisión del impulso nervioso, la actividad muscular y la osmorregulación celular), el fósforo (importante en la formación de huesos y dientes), el calcio (menos asimilable que el proveniente de los lácteos), el magnesio (vital para el buen funcionamiento de intestino, nervios y músculos, la inmunidad y de suave efecto laxante), el cromo y el sodio. En cuanto a las vitaminas, destaca su aporte en vitaminas del grupo B: B_3, B_6 y B_9 o ácido fólico (los folatos intervienen en la producción de glóbulos rojos y blancos, en la síntesis de material genético y en la formación de anticuerpos). Y, aunque en menor cantidad, vitaminas C y E. La vitamina E, al igual que la C, tiene acción antioxidante, pero esta última interviene además en la formación de colágeno, glóbulos rojos, huesos y dientes.

Para beneficiarse de las propiedades saludables de la cebolla, debe consumirse en crudo, pues al cocinarla el calor destruye gran parte de las sustancias azufradas y aceites esenciales que le confieren dichas propiedades, si bien la cebolla hervida adquiere la propiedad de evitar la absorción de colesterol LDL a nivel intestinal.

Puerro

Como en la mayoría de verduras, el agua es el componente mayoritario. Tiene bajo contenido en hidratos de carbono y muy bajo aporte calórico (apenas 24 kcal por 100 gramos de alimento), y en cambio presenta una cantidad importante de fibra y de algunas vitaminas y minerales.

El puerro es una buena fuente de ácido fólico, vitamina C y B_6, y carotenos. Respecto al aporte de minerales, destacan el potasio, el fósforo, el calcio y el hierro, aunque estos dos últimos apenas se asimilan. Tiene propiedades diuréticas gracias a su elevada proporción de potasio y baja de sodio, por lo que resulta muy adecuado para personas que sufren retención de líquidos, hipertensión o gota.

También es un buen aliado para combatir el estreñimiento por su contenido de fibra, aunque no está de más recordar que el abuso de esta puede provocar flatulencia. Su consumo resulta adecuado en quienes padecen afecciones respiratorias, ya que al igual que el ajo y la cebolla, ayuda en problemas bronquiales, tos intensa, etc., por sus propiedades antibióticas.

Como curiosidad, citar que era un alimento popular entre los egipcios, y que aparece en jeroglíficos como alimento para los constructores de las pirámides. El uso culinario del puerro es variado, pudiéndose elaborar con él tanto sabrosas cremas y purés, como ser utilizado como condimento o salteado con pescados y mariscos

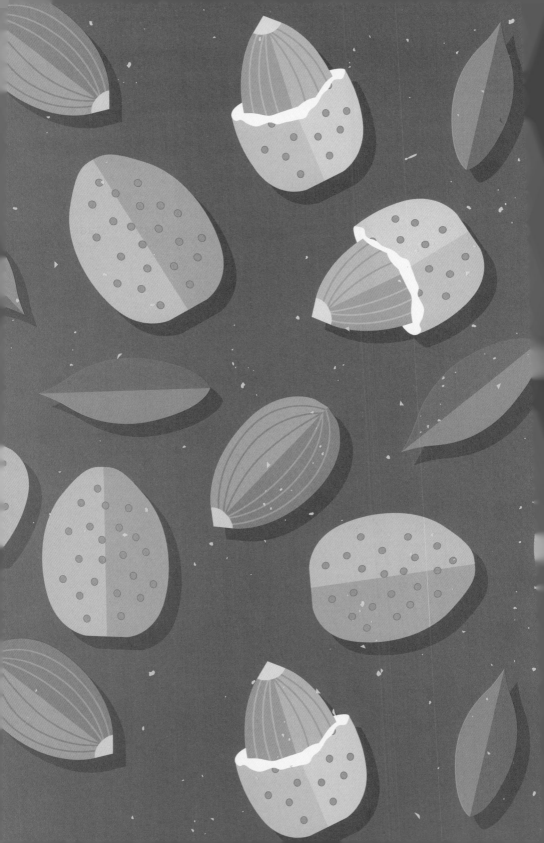

almendra

La almendra es, posiblemente, el fruto seco más conocido en todo el mundo y uno de los más apreciados por su sabor, lo que no deja atrás sus propiedades saludables. Sin embargo, merece una mención especial la nuez, pues como veremos al final del capítulo, es el fruto seco del que más estudios científicos se han realizado y cuya proporción de ácido graso omega-6 y omega-3 es la más saludable, de ahí que sea el fruto seco más recomendado a nivel cardiovascular.

Pero centrémonos en la almendra: se trata de la parte comestible del fruto del almendro y su origen está en Asia, desde donde se distribuyó por el todo el mundo gracias a las rutas comerciales y llegó al Mediterráneo gracias a fenicios y romanos. Su cultivo se estableció inicialmente en terrenos cercanos a la costa, pero fue extendiéndose hacia el interior hasta llegar a zonas del Norte, donde el clima no es tan favorable. Actualmente se cultiva en todo el mundo, siendo los principales productores EE UU (California) y España, donde se produce desde hace más de dos mil años y ocupan unas 600.000 hectáreas, especialmente en Andalucía y el valle del Ebro.

El almendro es un árbol caducifolio de bonitas flores blancas con detalles rosados, que destaca por su temprana floración invernal (de enero a marzo), que anuncia la llegada de la primavera. Es un árbol longevo y de rápido crecimiento que puede alcanzar los diez metros de altura, y su apreciado fruto se recolecta entre los meses de agosto y septiembre.

Básicamente existen dos tipos de almendras: dulces y amargas. Las dulces son aquellas que se consumen como fruto seco y de las que existen dos variedades: de cáscara blanda y de cáscara dura. En cambio, todas las almendras amargas tienen la cáscara dura y se diferencian de las comestibles en su tamaño, que es ligeramente mayor, y su amargor. Las almendras amargas no son aptas para el consumo, excepto en pequeñas dosis, pudiéndose añadir como condimento a algún plato para aportarle un sabor y aroma agradables. Cabe destacar que las almendras amargas contienen ácido cianhídrico, que resulta peligroso para la salud; hasta el punto de que sesenta almendras pueden resultar letales para un adulto.

Aporte nutricional

La almendra es un fruto seco con una composición nutricional privilegiada: es rico en grasa, fibra, proteínas, vitaminas y minerales, por lo que resulta ideal para aumentar los niveles de energía. Por su composición y alto valor energético se convierte en un alimento indispensable en una dieta sana y equilibrada, y especialmente para quienes tienen un gasto de energía diario elevado, como es el caso de adolescentes, deportistas y mujeres embarazadas o en periodo de lactancia.

TABLA DE COMPOSICIÓN DE LA ALMENDRA
(Valores nutricionales por 100 g de alimento)

Energía	589,33 kcal
Proteínas	19,13 g
Lípidos	54,22 g
Ácidos grasos monoinsaturados	36,04 g
Ácidos grasos poliinsaturados	11,19 g
Hidratos de carbono	6,20 g
Fibra	10,57 g
B_1 (Tiamina)	0,21 mg
B_6 (Piridoxina)	0,11 mg
B_9 (Ácido fólico)	70 mcg
Vitamina E	24 mg
Calcio	248,25 mg
Fósforo	524,88 mg
Potasio	767,25 mg
Hierro	3,59 mg

Fuente:
Tablas de composición de alimentos del CESNID
– McGraw Hill Interamericana

Fuente de energía y proteínas

La almendra, junto al pistacho y el cacahuete, es el fruto seco con mayor porcentaje de proteínas (13%), las cuales son de buena calidad o «completas» en cuanto a su contenido en aminoácidos esenciales. En el caso de la almendra, presenta un interesante porcentaje del aminoácido arginina, con beneficios cardiovasculares gracias a su efecto vasodilatador, mientras que aporta muy poca lisina y metionina (se tendrían que comer cantidades muy elevadas de este alimento para obtener una ración proteica considerable). En cuanto a su contenido graso, es el fruto seco con mayor proporción de ácidos grasos monoinsaturados, en particular ácido oleico, y de ácido linoleico, que es un ácido graso poliinsaturado esencial perteneciente a la familia omega-6, ambos cardiosaludables.

Fibra y antioxidantes

La almendra, como todos los frutos secos, tiene una gran cantidad de fibra, ideal para regular y estimular el tránsito intestinal y proporcionar sensación de saciedad.

Es una buena fuente de vitamina B_1 (tiamina), B_6 (piridoxina), ácido fólico y vitamina E. La tiamina participa en la obtención de energía a partir de los hidratos de carbono, en el buen funcionamiento cardiaco y en la estabilidad del sistema nervioso. La piridoxina es fundamental en la producción de glóbulos rojos y en el correcto funcionamiento del sistema nervioso. El ácido fólico interviene en la producción de la hemoglobina de la sangre y resulta fundamental en el embarazo y la lactancia. Y la vitamina E ejerce un eficaz efecto antioxidante de las grasas poliinsaturadas, protegiendo las membranas celulares de la oxidación y retrasando así el envejecimiento celular. También ayuda a mantener la circulación sanguínea en óptimo estado, previene la arteriosclerosis, modula el sistema inmunitario y tiene acción protectora frente a ciertos tipos de cáncer. Además, presenta otros componentes nutritivos y con beneficios sobre el organismo humano, como los fitoesteroles, que disminuyen el colesterol sanguíneo e inhiben su absorción a nivel intestinal.

Minerales

La almendra, como todos los frutos secos, también es una buena fuente de minerales, destacando el magnesio y el hierro, si bien este último no se absorbe con facilidad. También presenta cantidades importantes de zinc, cobre y magnesio, aunque en lo que más destaca es en ser uno de los vegetales con mayor contenido de calcio y fósforo: el doble de calcio que la leche de vaca, pero eso sí, con una absorción mucho menor. Con todo, resulta interesante para aquellas personas con intolerancia o alergia a los lácteos o a algunos de sus componentes.

Conviene sobre todo si...

Son un alimento saludable para toda la población si se consumen con regularidad, aunque especialmente aconsejables en los siguientes casos:

- **Problemas en el sistema cardiovascular:** Las grasas, principales responsables de su elevado aporte calórico, son también su mayor riqueza, pues al ser mayoritariamente grasas mono y poliinsaturadas ayudan a proteger el corazón. Dichas grasas mantienen una adecuada relación entre colesterol LDL (perjudicial) y HDL (beneficioso), además de que el efecto antioxidante de vitaminas como la E, también influye en la prevención de enfermedades coronarias.

- **Huesos en forma:** Por su extraordinaria riqueza en calcio, fósforo y magnesio es el fruto seco por excelencia para mantener el sistema músculo-esquelético, por lo que se aconseja a quienes sufren osteoporosis o desmineralización ósea, siendo ideal su consumo en niños y ancianos.

- **Diabetes:** El estudio«Nurse's Health Study» demuestra que el consumo de frutos secos de manera habitual (entre dos y cinco veces por semana) disminuye un 20-30% el riesgo de desarrollar diabetes tipo II. Otros estudios muestran que las dietas que incluyen las almendras y las nueces, debido a su elevado contenido en grasas insaturadas, mejoran la curva de glucemia postpandrial (nivel de glucosa tras las comidas) y la respuesta de la insulina.

- **Estreñimiento:** Es el fruto seco con mayor porcentaje de fibra, por lo que ejerce un efecto laxante que contribuye a evitar el estreñimiento, además de proporcionar saciedad.

- **Prevención del cáncer:** Los estudios demuestran que quienes consumen frutos secos de manera habitual (de dos a seis veces por semana) presentan menos riesgo de padecer cáncer colorrectal, de próstata y de endometrio.

- **Embarazo y lactancia:** La almendra es una alternativa muy saludable para las mujeres embarazadas y aquellas que estén en periodo de lactancia, tanto por su riqueza en minerales (calcio, fósforo y magnesio) como por su alto contenido en ácido fólico, que previene del riesgo de malformaciones del tubo neural del bebé y de la espina bífida.

- **Memoria:** Según las publicaciones en«The Journal of the American Medical Association», los frutos secos pueden contrarrestar el deterioro cognitivo vinculado a la edad. Sus efectos beneficiosos residen en sus componentes antioxidantes y antiinflamatorios, como los polifenoles, que evitan la oxidación y mejoran la salud neurológica.

MENOS RIESGO DE SÍNDROME METABÓLICO

Según un estudio publicado por la revista científica *Plos One*, quienes consumen de manera habitual frutos secos tienen menos probabilidades de padecer obesidad y síndrome metabólico. Y según un estudio reciente de la Universidad de Loma Linda, en California (EE UU), 28 gramos semanales reducen un 7% el riesgo de padecer síndrome metabólico.

No conviene si...

Pese a sus múltiples beneficios, no podemos olvidar que, tanto si se consumen al natural como procesadas, dado su elevado valor energético las almendras deben consumirse en cantidades moderadas. Además, hay que tener en cuenta que deben evitar su consumo quienes presentan:

- **Alergia a los frutos secos**: Cada vez más personas presentan alergias alimentarias y los frutos secos son uno de los alimentos que más las provocan. Una alergia se produce cuando el sistema inmune reacciona frente a una sustancia, inocua para la mayoría de personas, como si fuese una amenaza y la ataca. Actualmente no existen medicamentos ni tratamientos eficaces para las alergias alimentarias, por lo que tan solo se puede eliminar el alimento responsable. Será fundamental, en estos casos, prestar especial atención a la alimentación para evitar déficits nutricionales.

- **Problemas de vesícula biliar o páncreas**: Debido a su composición grasa, deben evitarlos o reducir su consumo quienes presentan problemas para absorber las grasas.

Consejos de compra y conservación

COMPRA

Dependiendo del tipo de procesado que haya sufrido el fruto seco, las propiedades organolépticas y su valor nutritivo pueden verse alterados, por lo que debemos tener en cuenta varios factores en el momento de su compra:

- **Crudos**: Son la mejor opción, comprados en pequeñas cantidades y con su propia cáscara, pues tienen mayor riqueza nutritiva y se conservan durante más tiempo que pelados. Debemos fijarnos en su aspecto externo: que no presenten roturas, manchas ni deformidades, y que tengan el buen color propio del fruto seco. Una vez pelados no deberían tener un aspecto ni muy graso ni demasiado seco.

- **Procesados**: Es necesario fijarse en su tipo de tratamiento: salado, tostado, fritura... Los frutos secos tostados, aunque realzan su sabor, sufren pérdidas considerables en determinados nutrientes, debido a las altas temperaturas a las que son sometidos. Así por ejemplo, pierden vitaminas como B_1 (tiamina) o B_9 (ácido fólico), y desaparece un 10-15% de fósforo y zinc en comparación con el fruto seco crudo. Los frutos secos salados, ampliamente comercializados, exceden de forma desmesurada las concentraciones de sodio, llegando a presentar hasta un 40% (400 mg/100 g) más que los frutos secos naturales (10 mg/100 g), por lo que se desaconsejan en hipertensos, obesos o quienes deban seguir dietas bajas en sodio. Los frutos secos fritos, como se puede deducir, contienen un porcentaje mucho mayor de grasa y, por tanto, de calorías. Al freír el fruto seco se produce un intercambio entre el alimento y el aceite donde se fríe; dato muy importante, ya que dependiendo del tipo de aceite variará mucho su composición nutricional. El fruto seco frito siempre se presenta envasado, por lo que podremos comprobar el tipo de aceite: si se trata de aceite de oliva, girasol, soja o maíz, tendrá un aporte calórico muy superior al natural o tostado, pero el tipo de grasa será similar (mono y poliinsaturadas). En cambio, si se ha utilizado«grasa vegetal», sin más, podemos sospechar que se trata de aceite de coco o palma, que aun siendo de origen vegetal, contienen un porcentaje muy elevado de grasas saturadas, perjudiciales para la salud. Por tanto, los frutos secos fritos, pueden ser una opción para las personas con bajo peso, leyendo siempre el etiquetado del alimento para escoger el de mejor calidad. También debemos fijarnos en que el envase no presente agujeros (puede indicar la presencia de insectos) y que los frutos no estén apelmazados (señal de humedad excesiva o mala manipulación), así como en que estén correctamente etiquetados.

CONSERVACIÓN

Una vez en casa, guardarlos en condiciones deficientes puede provocar la pérdida de nutrientes o propiedades organolépticas. Así, se aconseja protegerlos de la luz, la humedad y el calor, siendo siempre la mejor opción una despensa fresca, sin humedad y bien ventilada.

Cómo incorporarla a una dieta sana

La almendra es uno de los frutos secos más apreciados en la cocina mediterránea. Su sabor es más sabroso en otoño y a principios de invierno, y se caracteriza por su gran versatilidad en la cocina. Aporta un delicioso sabor y se adapta con facilidad tanto a recetas dulces como saladas.

Es un tentempié ideal para tomar como aperitivo, en la merienda o a media mañana junto a otros alimentos. Combina a la perfección con la mayoría de frutas frescas, verduras de hoja verde o quesos tiernos, por lo que puede formar parte de deliciosas ensaladas, salsas, estofados, guisos, platos de pasta, cereales, o carnes. Picada es un excelente espesante que, además de enriquecer el plato, proporciona consistencia y sabor a cremas, rellenos, etc.

Además, es un ingrediente fundamental para elaborar dulces tradicionales de nuestra cultura gastronómica, como bizcochos, tartas, cremas, helados, etc., además de los dulces navideños más apreciados, como turrones, polvorones o mazapanes (alimentos de consumo ocasional, eso sí, por su alto aporte en azúcares refinados y calorías).

UN PUÑADO AL DÍA

La Sociedad Española de Nutrición Comunitaria (SENC) recomienda consumir entre tres y siete raciones semanales de frutos secos. Un ración equivale a 25 gramos sin cáscara o, lo que es lo mismo, unas veinte almendras, que nos aportarán unas 150 kcal de muy buena calidad. Por su versatilidad resulta ideal en niños con poco apetito, deportistas o vegetarianos. Puede alternarse su consumo diario con el de otros frutos secos, como avellanas o nueces, preferentemente crudas o tostadas.

LA «LECHE DE ALMENDRAS» NO ES LECHE DE VACA

A pesar de su aspecto similar y utilización como bebida en el desayuno, la leche de almendras no aporta ni los mismos nutrientes ni beneficios para la salud que la leche de vaca. Su contenido en calcio y proteínas es menor, así como el de ciertas vitaminas. Por tanto, tomar esta bebida no puede hacerse como sustitución de los productos lácteos, ya sea leche, queso o yogur, sino como complemento. En el caso de no poder tomar lácteos, habrá que completar la dieta con otros alimentos además de hacerlo con almendras.

Merece una mención especial la bebida de almendras, comúnmente conocida como«leche de almendras». Se trata de una bebida muy completa de sabor suave, que originalmente se preparaba con almendras molidas y agua, y cuyo aporte nutritivo es consecuencia directa de su principal componente, la almendra, por lo que también presentará sus mismas grasas saludables, proteínas vegetales, vitaminas y minerales.

Debemos prestar especial atención a la elección de las almendras, pues en el mercado pueden encontrarse numerosas marcas comerciales aparentemente similares. Leer el etiquetado es primordial, ya que aun siendo un alimento bajo en azúcares, muchas veces se añaden cantidades importantes de azúcar refinado, devaluando sus valiosas propiedades nutricionales.

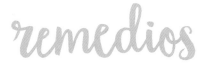

remedios

Aceite de almendras

◉ **Piel y estrías:** Se utiliza para mejorar el aspecto de la piel, aportando una excelente hidratación por su alto contenido en vitamina E, ácidos grasos mono y poliinsaturados, y minerales. Es apto para todo tipo de pieles, incluidas las más sensibles, como la de bebé, y tiene efecto cicatrizante y antiinflamatorio. Está muy aconsejado para prevenir y minimizar las estrías que suelen aparecer durante el embarazo, sobre todo en pecho y vientre, ya que estimula la capacidad regeneradora de los tejidos y aporta principios activos necesarios para reparar las estructuras alteradas por los estiramientos traumáticos. Al recuperar la elasticidad, las estrías se reducen, observándose asimismo una notable mejora de la textura y luminosidad de la piel, igualando su color.

Cómo aplicarlo:

Aplicar este aceite o cualquier otro producto antiestrías con un masaje suave y prolongado resulta ideal para facilitar la penetración y difusión de los activos en una zona en la que la circulación está disminuida al haberse producido la rotura.

◉ **Laxante:** Por vía oral tiene propiedades ligeramente laxantes. En caso de estreñimiento, la dosis aconsejada es de dos a cuatro cucharadas al día, preferentemente en ayunas.

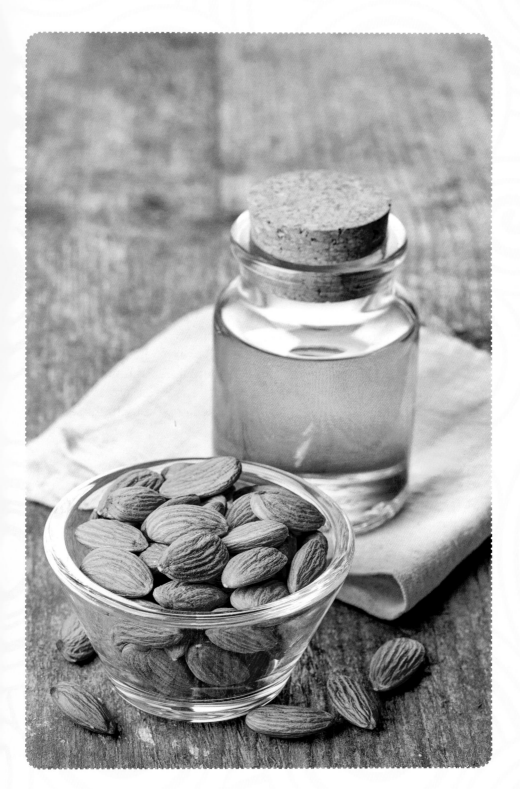

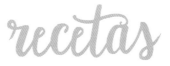

recetas

«Leche» de almendras ≈ 4 personas ≈

1 vaso de agua
100 g de almendras molidas

1 cucharada de azúcar moreno

1. MEZCLAMOS bien todos los ingredientes y dejamos reposar durante dos horas.
2. Transcurrido este tiempo, colamos y dejamos enfriar.

Ensalada de espinacas, dátiles y almendras
≈ 4 personas ≈

200 g de espinacas frescas
½ cebolla dulce
80 g de almendras tostadas
80 g de dátiles

Vinagreta:
2 cucharadas de aceite de oliva
virgen extra
½ zumo de limón
1 pizca de sal

1. LAVAMOS, pelamos y cortamos la cebolla y las espinacas frescas.
2. Picamos las almendras. Deshuesamos y cortamos los dátiles al gusto.
3. Introducimos en un bol los dátiles troceados y la cebolla con la vinagreta, y dejamos marinar 20 minutos. Pasado este tiempo, escurrimos la vinagreta restante.
4. Colocamos las espinacas en un bol grande, las mezclamos con los ingredientes marinados y añadimos las almendras picadas.
5. Aliñamos al gusto si es necesario.

Dorada al horno con almendras ≈ 4 personas ≈

4 doradas
4 patatas
1-2 cebollas
30 almendras crudas

2 dientes de ajo
Vino blanco
Aceite de oliva virgen extra

Vinagre
Perejil
Sal y pimienta
Agua

1. SALPIMENTAMOS las doradas y las colocamos en una cazuela. Añadimos 4 cucharadas de aceite de oliva y marcamos las doradas vuelta y vuelta.

2. Cortamos y pelamos la cebolla y las patatas, y las sofreímos en el mismo aceite donde hemos marcado las doradas.

3. Precalentamos el horno a 180 ºC, colocamos las patatas y la cebolla en una fuente, y colocamos el pescado encima; dejamos que se hornee unos 8-10 minutos.

4. Mientras se hacen las doradas, picamos las almendras, echamos un chorro de aceite de oliva en una sartén y las freímos con cuidado de que no se quemen.

5. Picamos el ajo y el perejil, y lo añadimos a la sartén de almendras junto a un vaso de vino blanco.

6. Retiramos del fuego, añadimos un chorrito de vinagre y vertemos la mezcla sobre las doradas, volviendo a meterlas al horno durante 5 minutos más, con el horno ya apagado.

7. Servimos y a disfrutar.

Otros alimentos del grupo

Avellana

La avellana es rica en proteínas, ácidos grasos insaturados, vitaminas, minerales y fibra. Aporta 160 kcal por ración, por lo que es una fuente ideal de energía. Predomina en ella el ácido oleico (ácido graso monoinsaturado) y, en menor medida, el linoleico (ácido graso poliinsaturado), por lo que su consumo aporta grandes beneficios para la salud. Respecto al aporte de vitaminas, destaca, al igual que la almendra, el de vitamina E, con actividad antioxidante.

Con un puñado de avellanas al día se cubre el 60% de las necesidades diarias de esta vitamina. Sin embargo, por lo que realmente destaca es por su presencia de ácido fólico o vitamina B_9, siendo el fruto seco más rico en esta vitamina que participa en la reparación y replicación del ADN, interviene en la formación de la hemoglobina y resulta vital para el desarrollo y la formación del sistema nervioso, por lo que es imprescindible durante el embarazo.

Nuez

De todos los frutos secos, la nuez es la más avalada por los estudios científicos, que demuestran sus propiedades saludables.

Es fuente de ácidos grasos poliinsaturados como el linoleico (omega-6), pero sobre todo de linolénico (omega-3), que juega un importante papel en la prevención de las enfermedades cardiovasculares, tiene propiedades antiinflamatorias, previene algunos tipos de cáncer, mejora la respuesta inmunitaria y la diabetes, y evita el deterioro mental. Además, aporta minerales como potasio, calcio, magnesio y fósforo, así como numerosas vitaminas del grupo B, destacando la B_6, que participa en la regulación del sistema nervioso y la producción de glóbulos rojos.

Pistacho

Comparado con el resto del grupo, el pistacho es el que presenta un contenido graso ligeramente más bajo, pero es tan cardiosaludable como el resto por sus proporciones de grasas mono y poliinsaturadas.

Es una buena fuente de proteínas, fibra y vitaminas del grupo B. Respecto a los minerales, es el fruto seco más rico en hierro, nada menos que el doble que el resto.

Cacahuete

El cacahuete, al igual que el resto de frutos secos, es un alimento con una alta concentración de nutrientes. Aporta grasas, mayoritariamente insaturadas, proteínas, vitaminas del grupo B, vitamina E y fibra, pero si por algo destaca es por su proporción de niacina (vitamina B_3), una coenzima que ayuda en las reacciones químicas para que los hidratos de carbono y las grasas produzcan energía. Su carencia provoca sequedad en la piel, debilidad muscular y malas digestiones, y si es grave, una enfermedad conocida como «pelagra» o «enfermedad de las tres 'D'»: diarrea, dermatitis y demencia.

También destaca por su alto aporte de potasio y bajo de sodio (siempre que no se le añada sal en su procesado), por lo que resulta adecuado para las personas que presentan hipertensión y predisposición a la retención de líquidos.

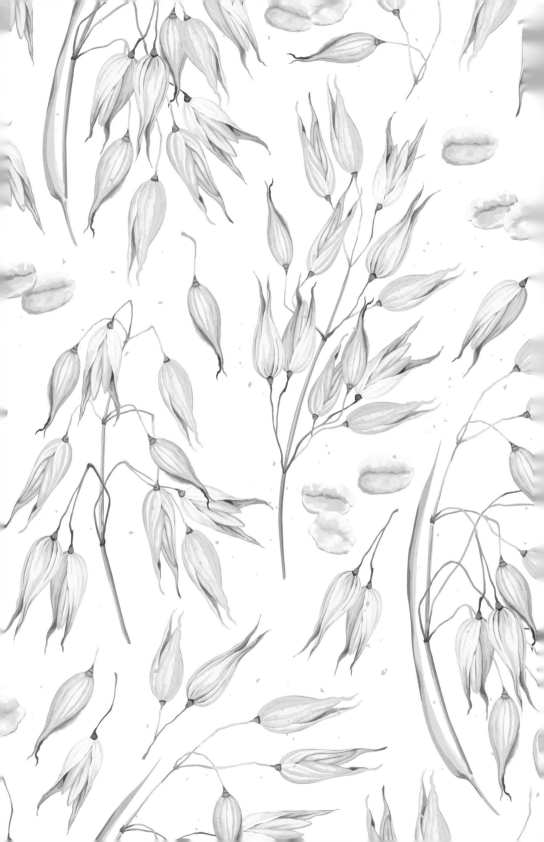

avena

De todos los cereales, la avena es el más completo y el que ofrece más propiedades saludables. Durante el proceso de transformación del grano de avena a los copos no se desperdicia absolutamente nada, con lo cual las propiedades del grano quedan intactas. Tradicionalmente se ha considerado un alimento que aporta mucha fuerza, apareciendo en textos de historiadores como el romano Plinio, que en el siglo I ya hacía referencia a la fortaleza de los germánicos y a los preparados con avena que comían. Sin embargo, se utilizó mayoritariamente para alimentar animales, que comían el grano directamente o el pienso que se fabricaba con éste. No fue hasta principios del siglo XX que la avena comenzó a emplearse como un recurso alimentario, en forma de copos o papillas, y dando lugar a la inmensa variedad de productos derivados que conocemos hoy en día.

La avena es originaria del sur de Europa, pero su cultivo se ha extendido a zonas templadas de los cinco continentes, especialmente en el hemisferio norte. La especie más cultivada es la *Avena sativa*, seguida de la *Avena bizantina*. Se considera una planta de invierno y, de hecho, las mayores áreas de producción se localizan en los climas templados más fríos, si bien tiene una resistencia al frío menor que el trigo o la cebada.

Eso sí, es una planta muy sensible a las altas temperaturas, y más a la sequía, sobre todo durante la época de floración y formación del grano. Sus necesidades son las más elevadas de todos los cereales de invierno, por lo que se adapta mejor a los climas frescos y húmedos de las zonas nórdicas y marítimas. Así, la avena exige primaveras muy abundantes en agua para dar buenas producciones y, como no resiste demasiado el frío, se suele plantar en primavera.

Aporte nutricional

La avena forma parte del grupo de los cereales, que son la principal fuente de hidratos de carbono de la dieta, en tanto el 60% de las calorías que precisamos diariamente debe proceder de ellos. Al tratarse de hidratos de carbono complejos, es decir, de absorción lenta, proporcionan energía de forma gradual, sin desequilibrar los niveles de glucosa en la sangre como sucede con los hidratos de carbono simples o de absorción rápida.

Además de hidratos de carbono, los cereales aportan proteínas, minerales como el hierro y el magnesio, y vitaminas, sobre todo del grupo B, que resultan fundamentales para la salud del sistema nervioso. También vitamina E que, además de proteger las membranas celulares del sistema nervioso, los glóbulos rojos, las células musculares y el sistema cardiovascular, ejerce un efecto antioxidante capaz de frenar la acción de los radicales libres, que están implicados en la aparición de diversas enfermedades.

En este contexto, repasemos a continuación el valor nutricional del grano de avena, que es superior al de otros cereales:

- **Proteínas:** Las de la avena son abundantes y digestivas. El valor nutricional del grano de avena es superior al de otros cereales, al ser más rica en aminoácidos esenciales. De los veinte aminoácidos conocidos, ocho se consideran esenciales, es decir, que el organismo no puede fabricarlos por sí mismo y debe obtenerlos mediante la dieta. La avena contiene seis de estos ocho aminoácidos, siendo deficitaria en lisina y treonina, pero con elevadas cantidades de metionina, por lo que si se combina con legumbres (deficitarias en metionina) o lácteos (deficitarios en aminoácidos azufrados), se obtienen proteínas completas de valor equiparable a las de la carne, el pescado o los huevos; de ahí que sea una buena idea añadir copos de avena a la leche o el yogur.

- **Grasas:** Contiene un elevado porcentaje de grasas vegetales, casi el doble que el trigo, siendo el 80% grasas insaturadas fundamentales en la alimentación: 100 g de avena cubren una tercera parte de las necesidades diarias de ácidos grasos esenciales. Abunda el ácido graso esencial linoleico (omega-6) y otros componentes grasos como el avenasterol (un fitosterol que contribuye a reducir los

TABLA DE COMPOSICIÓN DE LA AVENA
(Valores nutricionales por 100 g de alimento)

Energía	335 kcal
Proteínas	12 g
Lípidos	7,10 g
Ácidos grasos monoinsaturados	2,10 mg
Ácidos grasos poliinsaturados	2,40 mg
Hidratos de carbono	60 g
Fibra	8 g
B_1 (Tiamina)	0,52 mg
B_2 (Riboflavina)	0,14 mg
B_3 (Niacina)	0,80 mg
Vitamina E	1,70 mg
Calcio	79,6 mg
Fósforo	420 mg
Potasio	350 mg
Magnesio	148 mg

Fuente: Tablas de composición de alimentos del CESNID
– McGraw Hill Interamericana

niveles de colesterol en sangre al disminuir su absorción a nivel del intestino) y la lecitina (un fosfolipido necesario para el buen funcionamiento del sistema nervioso y que también contribuye a reducir las tasas de colesterol en sangre).

⊚ **Hidratos de carbono:** Se trata de una fuente de almidón, como el resto de cereales, que se absorbe lentamente y proporciona energía duradera. Así se evita la sensación de fatiga y decaimiento que se experimenta cuando el cuerpo reclama glucosa de nuevo (hipoglucemia). Pero la avena aventaja a otros cereales en que siempre se consume en su forma integral (ya que el salvado y el germen se hallan unidos al grano de avena), por lo que su contenido en fibra, vitaminas y minerales es superior.

- **Vitaminas, minerales y oligoelementos**: También es una fuente importante de vitaminas, sobre todo del grupo B (especialmente B_1, B_2 y B_3), todas ellas esenciales para el buen funcionamiento del sistema nervioso. También es rica en vitamina E, un potente antioxidante que protege las células, y previene contra el cáncer y la arteriosclerosis. En cuanto a minerales, contiene cantidades destacables de potasio, calcio, fósforo y magnesio (forman parte de huesos y dientes, e intervienen en el equilibrio ácido-base y en la actividad de nervios y músculos), hierro (actúa en el transporte de oxígeno, la respiración celular o la síntesis de ácidos nucleicos, además de ser significativo para prevenir la anemia); cobre (interviene en la formación de hemoglobina y glóbulos rojos), y zinc (ayuda a metabolizar hidratos de carbono, grasas, proteínas y ácidos nucleicos).

- **Fibra**: Aunque no es un elemento tan importante desde el punto de vista nutritivo, sí que es necesario para el buen funcionamiento intestinal y la avena la contiene en abundancia. La fibra de la avena es insoluble, muy adecuada para facilitar el tránsito intestinal y evitar el estreñimiento, pero también soluble, la cual resulta muy recomendable para reducir el colesterol, al dificultar

¿ENERGÉTICA Y RELAJANTE A LA VEZ?

Aunque puede parecer contradictorio, lo cierto es que la avena tiene estos dos efectos, el relajante y el energético. Por su contenido de almidón en el organismo libera glucosa de manera prolongada, proporcionando combustible a nuestro sistema nervioso. Esto es debido a algunas de sus sustancias activas, como la avenina. Mientras que la primera tiene una acción estimulante muscular que resulta muy útil para combatir la fatiga, la segunda es de efecto tranquilizante, el cual contribuye a conciliar el sueño y reducir la ansiedad; de ahí que la avena sea considerado el cereal del bienestar y el equilibrio.

su absorción intestinal. Esta fibra, además, tiene otras ventajas como absorber partículas poco convenientes para el organismo, como elementos contaminantes que pueden producir cáncer en los intestinos o estrógenos, los cuales parecen tener una influencia determinante en la aparición del cáncer de mama o el síndrome premenstrual.

Conviene sobre todo si...

- **En caso de colesterol:** La avena es el cereal más rico en grasas, pero estas tienen una composición saludable en la que destaca el ácido linoleico. Este favorece el descenso del colesterol, un efecto que se ve potenciado por la fibra soluble, que retiene y elimina las sales biliares en el intestino, y disminuye la absorción de grasas. Así, el consumo de copos de avena es muy recomendable para combatir la arteriosclerosis y la hipertensión.

- **Equilibra el sistema nervioso:** Ejerce un efecto tonificante y equilibrador sobre el sistema nervioso y favorece la actividad intelectual. Este efecto se debe a su contenido de almidón (que en el organismo libera glucosa, principal combustible del sistema nervioso), ácidos grasos esenciales (linoleico), lecitina, fósforo, vitamina B_1 o tiamina y pequeñas cantidades de un alcaloide no tóxico llamado «avenina», de efecto sedante.

- **Mejora la digestión:** En personas sanas, su efecto sobre el aparato digestivo se percibe ante todo por su efecto laxante a causa de la fibra, que activa el transporte del contenido intestinal y mejora el peristaltismo, y por el efecto protector de los betaglucanos, que forman una fina película protectora de la pared intestinal contra irritaciones e infecciones, lo que contrarresta la predisposición a la diarrea. Por su aporte de mucílagos (un tipo especial de fibra soluble), que suavizan la mucosa del tracto gastrointestinal, y su elevada digestibilidad, el consumo de avena tiene una acción suavizante (emoliente) sobre las mucosas del tubo digestivo, con lo que protege estómago e intestino, y mejora la digestión. Los copos, ya estén cocinados con leche o caldo de verduras, son muy recomendables en caso de gastritis, úlcera gastroduodenal, trastornos intestinales en etapa de remisión y otras infecciones digestivas.

⊙ **Previene la diabetes**: Las personas cuya dieta incluye fibra derivada de granos y cereales, además de magnesio, parecen tener menos probabilidades de desarrollar diabetes, gracias a su aporte de fibra que contribuye a mantener la glucemia (niveles de azúcar en sangre) dentro de límites normales.

Cómo incorporarla a una dieta sana

⊙ **En copos**: Es la forma más frecuente de consumir la avena y aprovechar todas sus propiedades nutritivas. Pueden tomarse crudos (simplemente reblandecidos con agua) o cocidos (de seis a diez minutos) sin perder el salvado, donde se encuentran la mayor parte de sus vitaminas, minerales y fibra. Se considera que una ración de copos de avena tiene unos 15 gramos, que se pueden añadir a la leche o al yogur, y tomarlos como desayuno (el conocido «muesli»), resultando un buen reconstituyente para empezar el día. También permiten preparar flanes y hamburguesas vegetarianas, pues al remojarse se hidratan con mucha facilidad y forman una «masa» fácil de tratar y de rápida preparación. Y se pueden preparar hervidos en caldos de verduras y emplearse para espesar sopas y guisos, en postre o en el famoso «porridge», un plato típico del desayuno escocés (ver receta más adelante).

¿Y EL GLUTEN?

En caso de intolerancia al gluten resulta prudente evitar la avena, que puede contener pequeñas cantidades de esta proteína. En general, el consumo de este cereal no empeora a los pacientes con enfermedad celíaca, pero es muy habitual que esté almacenado en los mismos graneros que el trigo, por lo que es fácil que resulte contaminado con gluten.

- **En grano:** Se prepara igual que el arroz (dos o tres medidas de agua por una de avena), hirviéndola a fuego medio durante una hora como mínimo. Una ración media de avena equivale a 60-80 gramos en crudo.

- **Harina:** Ya sea refinada o integral, se utiliza para la elaboración de papillas, sopas, salsas, etc. Si es integral, conviene ponerla en remojo toda la noche antes de utilizarla. La harina de avena tostada tiene un sabor que recuerda a la vainilla y se digiere fácilmente.

- **«Leche» de avena (bebida vegetal de avena):** Tiene un agradable sabor y, al proporcionar hidratos de carbono de absorción lenta, resulta excelente para tomar en caso de sobreesfuerzo físico o mental. También es aconsejable como tentempié porque sacia el hambre y aporta muchas calorías. Junto con la de avena, es una de las leches más ricas en fibra de entre todas las leches vegetales. Es de fácil digestión y, por tanto, adecuada para las personas con digestiones difíciles. Se aconseja en dietas adelgazantes por su bajo contenido calórico (40 calorías por 100 gramos). Además, es una alternativa estupenda para quienes tienen intolerancia a la lactosa y/o a las proteínas de la leche de vaca, así como para deportistas por la energía que proporciona.

- **Agua de avena:** Se obtiene por decocción de dos cucharadas soperas de granos de avena en un litro de agua. Se hierve durante cinco minutos y después se filtra. Se puede endulzar con miel esta agua y tomarla como bebida a cualquier hora del día.

- **Salvado de avena:** El salvado de avena no es ningún alimento, sino un suplemento nutricional, por lo que debemos ser prudentes en la cantidad que ingerimos: en dosis elevadas puede ocasionar más problemas de salud que ventajas. Un exceso de fibra no soluble puede producir algunos trastornos intestinales, como putrefacciones, diarrea, hinchazón de vientre, flatulencias e, incluso, oclusiones intestinales. Las dietas con demasiado salvado pueden ser responsables de otras enfermedades más graves, como el síndrome de colon irritable o deficiencia de minerales. Para hacernos una idea, las personas que consumen habitualmente pan integral o alimentos ricos en fibra no soluble no necesitan (a no ser por prescripción médica) tomar salvado de avena. Asimismo, hay situaciones particulares en las que es preciso consultar su consumo, como cuando se padece diverticulitis, algún tipo de colitis (como la colitis ulcerosa o la enfermedad de Chron), u osteoporosis, pues este suplemento inhibe la absorción de calcio. La dosis habitual suele ser una cucharada diaria tomada con zumos, yogur, leche, sopas... y, a partir de ahí, se pueden pautar dosis terapéuticas más elevadas. En cualquier caso conviene consultar al especialista la cantidad que debemos tomar. Además, es conveniente empezar con dosis pequeñas para que el organismo se vaya acostumbrando y acompañar su consumo de agua para evitar problemas como los que acabamos de mencionar. Las principales virtudes del salvado de avena vienen dadas por su riqueza en fibra: ayuda a regular el colesterol, previene el estreñimiento, controla los niveles de azúcar en sangre y es un aliado en las dietas de control de peso (al mezclarse con agua del intestino, aumenta su volumen y provoca sensación de saciedad.

Remedios

Avena para la piel

La avena, aplicada externamente, destaca por sus propiedades dermatológicas. Sus extractos se utilizan para elaborar cremas o aceites para el cuidado de las pieles secas, sensibles o irritadas. Es emoliente, regenera la piel y la protege de infecciones, proporcionándole suavidad y elasticidad. Estas propiedades se atribuyen a su riqueza en ácidos grasos poliinsaturados, silicio y mucílagos.

La avena también se puede tomar en decocción de la paja y los granos (una o dos tazas al día, media hora antes de acostarnos), en tintura (de media a una cucharadita al día es un buen remedio para combatir el cansancio y el decaimiento) y en extracto líquido (hasta treinta gotas diarias, disueltas en zumo de frutas). Los efectos son suaves y no presentan ninguna contraindicación.

- **En la dermatitis:** Una de las dolencias cutáneas más frecuentes en los niños, ya desde recién nacidos, es la dermatitis. Aunque las hay de diferentes tipos, la más común es la llamada «dermatitis atópica», que afecta al 15% de los niños. La sequedad y el intenso picor son los síntomas predominantes, puede aparecer en los primeros meses de vida y suele mejorar hacia los dos o tres años de edad, haciéndose menos severa a medida que el niño crece. Se desconoce con exactitud cuál es la causa, pero parece estar relacionada con una respuesta desordenada del sistema inmunitario, aunque también existe un componente hereditario. Además, hay factores que actúan como detonadores de la inflamación de la piel: todo lo que pueda secarla es capaz de agravar la dermatitis atópica, pero sobre todo le afecta el contacto con jabones, detergentes, perfumes o productos químicos fuertes, al igual que las prendas de lana, los cambios de temperatura, los baños muy calientes, la humedad ambiental, el humo del tabaco o los ácaros del polvo.

¿Cómo se usa?

Para el cuidado de la piel, se utiliza externamente en forma de cataplasmas de harina de avena. Igualmente, se puede encontrar formando parte de cosméticos como geles de baño y cremas corporales para mejorar el estado de las pieles secas y delicadas. También, con los copos y el salvado, se pueden preparar decocciones (dos cucharadas soperas de granos en un litro de agua) que, además de poderse tomar como refresco, sirven para preparar un baño que suavizará e hidratará la piel, y de paso, relajará los nervios.

recetas

La avena es un cereal que presenta muchas posibilidades en la cocina. Aquí tienes algunos ejemplos:

Sopa de verduras y avena a la menta ≈ 4 personas ≈

2 calabacines
2 zanahorias
2 l de caldo
12 cucharadas de copos de avena

1 cucharada de aceite de oliva
2 cucharadas de menta picada
Una pizca de sal y pimienta

1. CORTA a dados el calabacín y la zanahoria, y hiérvelos en el caldo.

2. Cuando estén tiernos añade los copos de avena, removiendo para que no se apelmacen y luego añade la menta.

3. Deja hervir unos 7 minutos a fuego lento, agrega el aceite y rectifica de sal y pimienta.

4. Sirve caliente con más caldo si lo deseas.

Flan salado de avena y tomate ≈ 4 personas ≈

250 g de copos de avena
1 cucharadita de ajo picado
1 cucharada de perejil picado
3 huevos

8 cucharadas de salsa de tomate
2 cucharadas de harina de maíz
4 cucharadas de olivada o mayonesa
Sal y pimienta

1. REMOJA la avena durante 3 o 4 minutos en agua templada y escúrrela bien.

2. Ponla en un cuenco y añade la avena, el ajo, el perejil, los huevos sin batir, la salsa de tomate, la harina de maíz, sal y pimienta. Mezcla bien.

3. Rellena moldes individuales e introduce cada uno durante 40 segundos a máxima potencia en el microondas.

4. Deja reposar 5-10 minutos para que se acabe la cocción.

5. Desmóldalos y sírvelos con olivada o mayonesa.

Porridge

150 g de copos de avena   Agua o leche

1. Se cuecen los copos de avena a fuego muy lento durante unos 15 minutos.

2. Los copos cocidos pueden acompañarse con miel, canela, coco rallado y trocitos de manzana, almendras y dátiles troceados, plátano cortado...

Otros alimentos del grupo

Trigo

Como sucede con la avena, el arroz, la cebada y el centeno, el trigo pertenece a la familia de las gramíneas, cuyos frutos, ricos en almidón, constituyen desde hace milenios la principal fuente alimentaria del ser humano.

Aporta hidratos de carbono y una dosis importante de proteínas, así como de fibra insoluble, fundamental para evitar o aliviar el estreñimiento. En cuanto a su aporte de minerales, es una de las principales fuentes de selenio, mineral con un importante efecto antioxidante, que protege las células de los radicales libres. También aporta magnesio, manganeso y cobre. Como sucede con la mayoría de cereales, estos y otros beneficios se relacionan con el consumo de su versión integral, ya que los productos elaborados con harina refinada han perdido la fibra y buena parte de sus vitaminas, minerales y sustancias fitoquímicas, que se hallan en la cáscara que recubre el grano, y en el germen. Así, los productos elaborados con harina integral (pan, pasta, etc.) son más abundantes en vitaminas B, esenciales para la salud del sistema nervioso. También contiene lignanos, una clase de fitoestrógenos, que son sustancias relacionadas con el alivio de ciertos síntomas en la menopausia.

El punto negativo para los celíacos es que el trigo contiene gluten, por lo que deben controlarlo a la hora de consumirlo en cualquiera de sus variedades (grano crudo y cocido, harina, copos, sémola) y formas (pan, pasta, cuscús, bulgur, seitán, germen, germinado...).

Maíz

Este cereal, que se cultiva en América hace más de siete mil años, se diferencia del resto de cereales por ser el único que aporta provitamina A o betacaroteno en dosis significativas. Además, contiene fibra, hidratos de carbono, hierro, potasio, magnesio, vitamina B_1 e inositol, una forma de vitamina B_2 que favorece el sueño y ayuda a metabolizar las grasas. Proporciona energía en forma de hidratos de carbono fácilmente digeribles, no contiene gluten y es rico en fibra soluble e insoluble, por lo que su consumo ayuda a reducir el colesterol y resulta eficaz en los problemas intestinales. Su versatilidad en la cocina es uno de sus puntos fuertes. La mazorca fresca puede comerse casi como una verdura. Los granos secos se toman tal cual, partidos o en forma de harina (deliciosos y muy digestivos); la sémola de maíz se emplea para espesar sopas y estofados, y la polenta (harina de maíz más o menos granulosa, que puede compactarse) sirve como guarnición de verduras, frita o a la parrilla.

El maíz en forma de copos, los conocidos como «corn flakes» de desayuno, suelen resultar más calóricos si presentan azúcar añadido, por lo que en este caso conviene tomarlos con moderación. Otra forma de consumir el maíz es en forma de palomitas caseras.

Arroz

Es uno de los cereales más universales y tiene la ventaja de ser tolerado por todo tipo de estómagos. Además, no contiene gluten. Un grano de arroz está recubierto por una cáscara en la que se encuentra la mayor parte de sus proteínas, vitaminas y minerales, por lo que el arroz integral (que se diferencia del blanco común en que no está descascarillado) conserva toda su fibra y poder nutritivo. Aporta hidratos de carbono fáciles de digerir, que liberan su energía lentamente, una propiedad que ayuda a mantener estables los niveles de azúcar en sangre y evitar los bajones. También contiene triptófano y vitaminas del grupo B, que contribuyen al equilibrio del sistema nervioso.

Este tipo de arroz es rico en proteínas, cuya asimilación es aún mayor si se combina con otros alimentos proteicos, como legumbres o huevos. Y, por su contenido en potasio pero escaso en sodio, tiene efecto hipotensor y combate la retención de líquidos. El arroz integral también ayuda a regular la función intestinal: gracias a su contenido en fibra, previene el estreñimiento y la inflamación de la mucosa del intestino, pues esta es capaz de retener y eliminar sustancias irritantes, tóxicas, colesterol y sales biliares. En cambio, el agua de arroz que se obtiene al cocerlo tiene efecto astringente y resulta muy útil en caso de diarreas.

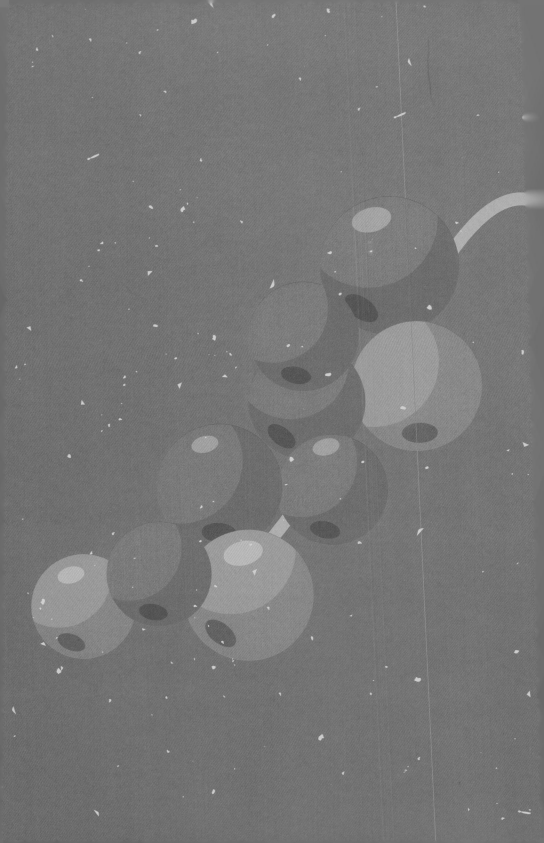

frutos rojos

Arándano

El arándano pertenece al denominado grupo de los «frutos rojos» o «frutas del bosque», que incluye una docena de plantas que producen bayas de color oscuro, azuladas o rojizas, y que comparten una composición rica en agua y nutrientes reguladores. Son ricas en antocianos, pigmentos vegetales que les confieren su color característico y con propiedades muy beneficiosas para la salud. En este grupo pueden encontrarse arándanos, grosellas o zarzaparrilla, moras, frambuesas, fresas silvestres, endrinas, ciruelas silvestres, etc.

El arándano es una baya que crece en arbustos silvestres en los márgenes de los caminos. Pertenece a la familia de las Ericáceas, del género *Vaccinium*, y suele alcanzar los 25-50 centímetros de altura.

El origen del arándano está en Asia y Europa, ya que crece en terrenos húmedos, y suele madurar entre los meses de verano y otoño. Actualmente, se cultivan especies con fines comerciales, por lo que es fácil encontrarlas en mercados especializados. El arándano que se consume en España procede básicamente de Australia, Chile, Holanda e Italia, pero cada vez más pueden encontrarse los de Huelva y Asturias.

Su aspecto es esférico, de color rojo o morado y de un tamaño similar a una aceituna. Su piel es tersa y aparece cubierta por un polvillo azulado, con una pulpa muy jugosa.

Variedades

- **Arándanos negros o americanos** *(V. corymbosum l.)*: Son frutos de color negro azulado, de un tamaño superior al del arándano común y con una concentración de vitamina C más elevada. Crecen en arbustos sobre suelos ácidos, normalmente en terrenos altos. Se trata de una especie que era muy abundante en el norte de Europa, por lo que cultivarlos no resultaba rentable. Actualmente no es tan fácil encontrarlos silvestres y por ello se cultivan.

- **Arándanos rojos o agrios** *(V. oxycoccus l.)*: Son frutos de color rojizo más agrios que los azules, de unos 10 centímetros y que necesitan cocinarse para realzar su sabor. Contienen más sustancias acidificantes de la orina, por lo que resultan recomendables para combatir infecciones urinarias y digestivas. Hoy día se cultivan en Holanda, Polonia, norte de Inglaterra y Escocia. Se trata de una planta de interés ecológico porque protege el suelo de los bosques de la erosión y contribuye a la formación de humus.

Aporte nutricional

El aporte nutricional más destacable de los frutos rojos (en especial del arándano) son sus compuestos antioxidantes y fitoquímicos. Contienen fibra, vitaminas y minerales, diferenciándose del resto de frutas por sus flavonoides, unos compuestos bioactivos que les confieren sus intensos colores rojos y morados, además del peculiar sabor ácido. También es importante su papel antioxidante, antiinflamatorio, antibacteriano y preventivo frente a enfermedades como el Parkinson o la hipertensión.

Las bayas silvestres tienen muy pocas calorías debido a su escaso aporte de hidratos de carbono y su elevado contenido en agua. En general, son una buena fuente de fibra, que mejora el tránsito intestinal, pero el arándano además aporta cantidades destacables de potasio y calcio, taninos de acción astringente y diversos ácidos orgánicos. El potasio es necesario para la transmisión y generación del impulso nervioso, y para la actividad muscular normal, e interviene en la osmorregulación celular.

Respecto al aporte vitamínico, destaca el de vitamina C (100 gramos aportan aproximadamente la mitad que 100 gramos de naranja o limón), con una potente acción antioxidante. La vitamina C interviene en la formación de colágeno, huesos, dientes y glóbulos rojos, y favorece la absorción del hierro de los alimentos y la resistencia a las infecciones. El arándano también presenta una pequeña proporción de ácido fólico, importante por su intervención en la producción de la hemoglobina de la sangre, resultando fundamental en el embarazo y la lactancia.

Con todo, lo que en realidad caracteriza a este fruto es su abundancia de pigmentos naturales (antocianos y carotenoides) de acción antioxidante. En la alimentación, este tipo de frutas constituyen una de las fuentes más ricas de antocianos (tipo de flavonoide), que les confieren su color característico y que aparecen junto a ácidos orgánicos tales como el ácido oxálico o el ácido málico, responsables también de su sabor.

TABLA DE COMPOSICIÓN DEL ARÁNDANO
(Valores nutricionales por 100 g de alimento)

Energía	47,60 kcal
Agua	83 g
Proteínas	0,60 g
Lípidos	0,00 g
Hidratos de carbono	11,30 g
Fibra	3 g
Vitamina A	5 mcg
Carotenoides totales	30 mcg
Ácido fólico	6 mcg
Vitamina C	20 mg
Potasio	68 mg
Fósforo	11 mg
Calcio	9 mg

Fuente:

Tablas de composición de alimentos del CESNID
– McGraw Hill Interamericana

Conviene sobre todo si...

El arándano es un alimento recomendable para toda la población, pero aún más en los siguientes casos:

◉ **Estreñimiento:** Su proporción de fibra lo hace ideal contra el estreñimiento y la atonía muscular (falta de tono). Si se padece el primero, deben escogerse los frutos maduros, ya que los taninos disminuyen y las frutas adquieren propiedades laxantes, tónicas y depurativas. Si, por el contrario, se tienen inicios de diarrea (no diarrea severa, ya que su alto contenido de fibra resultaría inadecuado) es aconsejable tomarlos verdes, pues al ser más ricos en taninos resultan astringentes, proporcionando esa sensación refrescante y de aspereza en el paladar.

◉ **Antioxidante:** Desde el punto de vista bioquímico, se caracterizan por su elevada actividad antioxidante (por su alto contenido en antocianos, carotenoides y vitamina C), neutralizando la acción de los radicales libres, que son tóxicos implicados en el desarrollo de enfermedades cardiovasculares, cerebrovasculares, cáncer y ciertos trastornos degenerativos. En los estudios que reflejan el contenido antioxidante de los alimentos, las frutas rojas, como fresas, moras, arándanos y grosellas, ocupan las primeras posiciones, aunque hay que tener en cuenta que un mayor contenido de estas sustancias no refleja que un alimento sea más saludable que otro, pues la absorción de antioxidantes puede ser muy variable.

◉ **Hipertensión**: El consumo de antocianinas se asocia a un menor riesgo de desarrollar hipertensión arterial. Un estudio publicado en la revista *The American Journal of Clinical Nutrition* analiza en una muestra muy amplia de población (más de 150.000 individuos) la relación entre el consumo habitual de diferentes clases de flavonoides y el desarrollo de hipertensión. Según la publicación, una ingesta elevada de flavonoides, en especial de antocianinas, se asocia de forma significativa a un menor riesgo de desarrollar hipertensión (una reducción de hasta un 12%). El estudio remarca que es observacional, y que se necesitan otros más para confirmar estos datos.

◉ **Necesidades aumentadas de vitamina C:** Existen ciertas situaciones de la vida en que las necesidades de vitamina C aumentan, como es el caso del embarazo, la lactancia, si se es fumador, si se toman ciertos medicamentos (algunos antibióticos, píldoras anticonceptivas...), si existe un estrés importante y/o defensas disminuidas (a causa de sida, cáncer, enfermedades inflamatorias crónicas...), por práctica deportiva intensa, etc. En dichas situaciones, el consumo de arándanos resulta muy adecuado.

◉ **Infecciones urinarias:** Los arándanos son ideales para combatir este tipo de infecciones debido a su acción antiséptica, antibiótica y de mejora de la circulación. El jugo de arándanos de la variedad roja, por ejemplo, ejerce una sorprendente acción antiséptica y antibiótica sobre los gérmenes causantes de las infecciones urinarias, especialmente sobre la *Escherichia coli*. Es muy aconsejado como profilaxis (medidas que se toman para proteger o preservar de las enfermedades) en personas con cistitis recurrente; en este caso se recomienda la toma de un vaso grande con unos 300 mililitros de jugo fresco de arándanos diario, durante uno a tres meses.

◉ **Cálculos biliares:** Esta fruta contiene ácido quínico, una sustancia que se elimina y acidifica la orina, de modo que evita que se formen cálculos o litiasis renal de fosfato cálcico, pero no de otro tipo de cálculos.

◉ **Parkinson:** El consumo regular de frutas rojas ricas en antocianinas, como los arándanos, podría prevenir el Parkinson. La prestigiosa revista *Neurology* indicaba los estudios realizados por varios centros de investigación médicos sobre el papel preventivo de los flavonoides. Los autores de la investigación destacan que las bayas o frutas rojas son una gran fuente de flavonoides antioxidantes, además de otros alimentos de consumo habitual como las manzanas, las naranjas y su zumo, las uvas o el té verde.

◉ **Alzhéimer:** Según la Sociedad Americana de Química, estudios recientes concluyen que los arándanos podrían ser un aliado frente al Alzhéimer, dado que su consumo mejoraría la memoria y la función cognitiva en algunos adultos. Los efectos beneficiosos se le otorgan nuevamente a su contenido en antocianos.

No conviene si...

- **Divertículos:** La diverticulosis es una afección que se produce cuando el revestimiento del intestino grueso y del colon comienza a desarrollar unas bolsas que sobresalen formando cavidades. Con el tiempo, estas protuberancias se inflaman, irritan y duelen. Los alimentos que consumimos tienen su impacto en la enfermedad, por lo que algunos de ellos deben evitarse, como es el caso de fresas, frambuesas o arándanos.

- **Alergia alimentaria:** Al igual que otro tipo de bayas, el arándano puede provocar reacciones alérgicas, por lo que algunas personas deberían evitar su consumo, sobre todo quienes presentan alergia a plantas de la familia Eriacea o a las antocianosidas.

- **Medicamentos:** A los pacientes que toman Warfarina, no se les aconseja tomar arándanos, sobre todo su zumo. Este medicamento se prescribe para hacer la sangre más «líquida», evitando la formación de coágulos en la sangre. La combinación de ambos provoca alteraciones indeseables en la coagulación.

NO HAY ALIMENTOS MILAGRO

Lo que diremos aquí sirve para cualquier alimento que aparezca en el libro: aunque se ensalcen las propiedades de algunos alimentos, como es el caso de los frutos rojos desde todas las organizaciones y sociedades científicas de nutrición se promulga que ninguno de ellos, consumido de forma aislada, es responsable de la curación o prevención de trastornos o enfermedades. Los expertos en nutrición y dietética no insisten, de hecho, en el consumo de un tipo de fruta o verdura en particular, sino en que estos vegetales desde la máxima variedad y en su justa medida, no deben faltar en la dieta diaria.

Consejos de compra y conservación

COMPRA

A la hora de la compra, conviene escoger arándanos firmes al tacto y secos, ya que si son blandos y húmedos se estropean con mayor facilidad. Hay que evitar los frutos que no estén maduros porque, una vez en casa, no maduran. Tampoco es conveniente pasarse con su madurez porque pierden su jugo y quedan resecos. Es conveniente fijarse en su color, que debe ser brillante e intenso.

Hay arándanos desde junio hasta bien entrado el invierno.

CONSERVACIÓN

Una vez recolectado, se conserva de tres a cinco semanas, respetando sus necesidades de humedad y temperatura. Se suelen deteriorar por deshidratación, por lo que si no están bien hidratados se agrietan o enmohecen, siendo aconsejable reservarlos en el frigorífico para mantener su calidad óptima.

Otra opción es congelarlos frescos, para lo cual deben seleccionarse los que están en buen estado, descartando los rotos o demasiado maduros. Deben lavarse y escurrirse cuidadosamente, eliminando cualquier resto de agua con la ayuda de un papel absorbente. Se colocan en una bandeja sin tocarse unos con otros, para que una vez congelados no se enganchen, y se introducen durante unas dos horas en el congelador. Una vez congelados, se guardan en un envase vacío. Al ser frutos delicados es preferible un envase que aguante los golpes, para evitar que se chafen. Pueden conservarse cerca de un año sin alterarse sus propiedades.

Cómo incorporarlo a una dieta sana

Su consumo es variado, ya sea acompañando postres o como ingrediente en zumos, mermeladas, compotas o repostería casera, como tartas o pasteles. Si los frutos se cocinan, realzan aún más su sabor y con ellos se pueden elaborar mermeladas, jaleas, compotas y jarabes. También se emplean para preparar salsas como acompañamiento de carnes, especialmente de caza, como el lomo de corzo o el jabalí.

Los arándanos negros y rojos se pueden secar, pero pierden gran parte de su sabor durante el secado. El arándano rojo seco es mucho más dulce que el fresco y su sabor recuerda a las manzanas.

Curiosidades

◉ **Arándanos para las aftas**: Consumir arándanos cuando se padecen aftas bucales puede ayudar a su curación, debido a su acción antiséptica y antiinflamatoria.

◉ **Caries**: Según algunos estudios, los arándanos protegen los dientes de la adherencia bacteriana y previenen la formación de ácidos, por lo que evitan el desarrollo de caries y tienen una acción desinfectante.

◉ **Pemmican**: La variante roja ha formado parte de la cultura amerindia desde hace cientos de años, donde se ha utilizado como ingrediente para elaborar el «pemmican», un alimento de supervivencia consistente en una masa concentrada de bayas, grasa y carne seca. Su preparación fue enseñada a los colonos ingleses y el arándano pasó a formar parte de su gastronomía, incluida la festiva como en el tradicional Día de Acción de Gracias.

¿QUÉ SON LAS ANTOCIANINAS?

Las antocianinas son pigmentos hidrosolubles, pertenecientes al grupo de los flavonoides, que aparecen en células y tejidos de algunas frutas y verduras. Son las responsables del color rojo, azul o púrpura característico de las bayas. En los últimos años se ha mostrado un gran interés por ellas, debido a sus posibles efectos terapéuticos, destacando la reducción de enfermedades coronarias, funcionar como un antioxidante natural y antiinflamatorio, y mejorar el comportamiento cognitivo.

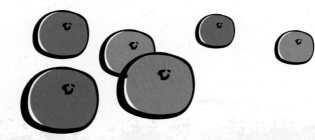

recetas

Ensalada de mozzarella, espinacas y arándanos

≈ 4 personas ≈

250 g de mozzarella de búfala
200 g de hojas frescas
de espinaca
50 g de piñones
50 g de arándanos

Para el aliño:
4 cucharadas de aceite de oliva
virgen extra
2 cucharaditas de vinagre
de manzana
2 cucharaditas de concentrado
de manzana
Sal marina
Pimienta negra

1. LAVAMOS y secamos bien las hojas de espinacas.

2. A continuación, mezclamos con los arándanos lavados y escurridos, y con los piñones.

3. Para el aliño, mezclamos bien todos los ingredientes y los vertemos sobre la ensalada.

Tostada de arándanos y tiritas de remolacha con queso

4 rebanadas de pan tostado
2 tarrinas de queso fresco
100 g de arándanos
Remolacha

Aceite de oliva virgen
Vinagre balsámico
Sirope de ágave
Sal

1. COLOCAMOS varios panes tostados en una fuente y, sobre ellos, unas rodajas de queso fresco, arándanos abiertos por la mitad y tiritas de remolacha aliñadas con un poco de aceite de oliva virgen extra, un poquito de sal, unas gotas de vinagre balsámico y unas gotas de sirope de ágave.

2. Para acabar, esparcimos por encima un poco de pimienta rosa y ya está listo para disfrutarlo.

Filetes de pavo con salsa de arándanos y manzana verde ≈ 4 personas ≈

4 filetes de pavo
1 cucharada de vinagre balsámico
Aceite de oliva virgen
Sal y pimienta al gusto

Para la salsa:
1 taza de arándanos rojos desecados
2 dientes de ajo
½ cebolla
2 manzanas verdes

1. COLOCAMOS en un recipiente los medallones y los marinamos en un poco de aceite de oliva junto con el vinagre balsámico y sal al gusto.

2. Doramos los filetes en una sartén, reservamos y, en la misma sartén, preparamos la salsa sofriendo todos los ingredientes y sazonamos al gusto.

3. Cuando las manzanas estén transparentes, retiramos del fuego y reservamos.

4. Colocamos los filetes sobre los platos, servimos la salsa encima y decoramos con algunos arándanos.

Otros alimentos del grupo

◉ **Frambuesas:** Crecen en prados y bosques entre la primavera y el verano. Se calcula que existen más de 150 variedades y es originaria de América y Asia. Se trata de uno de los frutos del bosque más ricos en vitaminas C y E, y contiene pequeñas proporciones de calcio, hierro, potasio, magnesio y betacarotenos. Aporta también una cantidad destacable de fibra, que mejora el tránsito intestinal. Contiene flavonoides y ácido elágico en una cantidad elevada, por lo que le otorga un gran poder antioxidante. Se puede preparar de muchas maneras, pero es habitual encontrarla en helados y mermeladas.

◉ **Fresas:** Fruta del bosque por excelencia, es la más popular y rica en vitamina C. Muy rica también en agua y fibra, y con un bajo contenido calórico, aporta unas 30 kcal por cada 100 gramos. Es una fruta aromática y de sabor dulce con propiedades antioxidantes y antiinflamatorias, reduce el riesgo cardiovascular y es un gran diurético, por lo que resulta muy beneficiosa en caso de padecer hiperuricemia o gota y litiasis renal. También es un buen reconstituyente, por su rico aporte en minerales, y muy adecuada en épocas de mayor desgaste energético, como crecimiento, embarazo o deporte intenso.

◉ **Mora:** También conocida como «zarzamora» o «frambuesa negra», pertenece a la familia de las rosáceas y puede encontrarse entre los zarzales y arbustos de los caminos, márgenes soleados y claros del bosque. Es resistente a toda clase de climas y condiciones adversas, y al igual que los frutos del mismo grupo aporta muy pocas calorías por su escasa proporción de hidratos de carbono. La mora es especialmente rica en vitamina C y una buena fuente de fibra y oligoelementos, además de antocianinas y betacarotenos, que una vez ingeridos se convierten en vitamina A (lo que le otorga sus características antioxidantes). A la hora de recolectar moras de los caminos es necesario asegurarse de que no estén contaminadas o demasiado verdes, ya que pueden ser venenosas. Las moras son verdes en un principio y luego van convirtiéndose en rojas, hasta adquirir un tono negro-púrpura brillante, siendo entonces su momento óptimo de consumo.

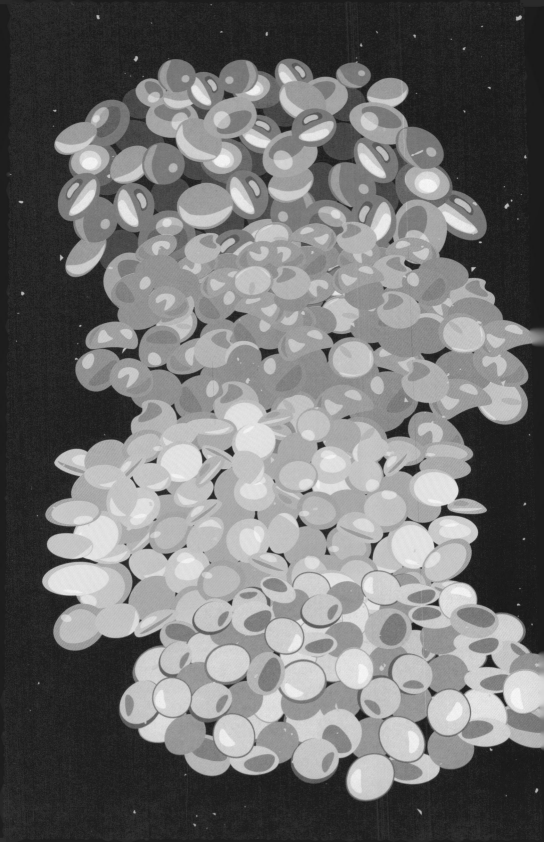

lenteja

Podemos encontrarla en el mercado todo el año y cada vez se le reconocen más propiedades. Procedente originariamente de los países del sudoeste asiático, se extendió con rapidez por la cuenca mediterránea, donde hoy día es de consumo habitual. No solo se trata de un alimento saludable y nutritivo, sino además muy asequible y puede conservarse sin problemas durante mucho tiempo y cocinarse de múltiples maneras. Y, aunque se crea lo contrario, puede incluirse en las dietas más ligeras, puesto que 100 gramos de lentejas hervidas aportan unas 90-120 kcal.

Por tanto, no es un alimento tan energético si se condimenta de forma suave y no se sobrepasan los 40 o 50 gramos en crudo por persona.

Variedades

En España, las lentejas más comunes son las siguientes:

- **Pardina:** Debe su nombre a su color pardo y resulta muy adecuada para tomar con pasta y ensalada. Se recomienda cocerla a fuego muy lento.
- **Puy:** Es la lenteja que se mantiene entera después de cocerla, por lo que es muy utilizada en la restauración. Acompaña muy bien carnes, pescados o mariscos, y necesita una cocción a fuego muy lento.
- **Beluga:** También llamada «lenteja caviar» por su parecido. Es brillante, muy pequeña, y se utiliza sobre todo para ensaladas. El tiempo de cocción es de unos veinte minutos.
- **Armuña:** Tiene Indicación Geográfica Protegida (IGP), de una comarca situada al norte de Salamanca, y es una de las lentejas más sabrosas del mundo. Es de color amarillento y muy versátil en la cocina, pues acompaña tanto verduras como embutidos.
- **Rubia castellana:** De color verdoso y bastante grande, es la más consumida.

Aporte nutricional

La lenteja es una de las legumbres con menos grasas, que en su mayoría son de tipo poliinsaturado, por lo que tiene efectos muy beneficiosos sobre el sistema cardiovascular (a no ser que se cocinen con embutidos o ingredientes que contengan grasas).

Otra de las propiedades de las lentejas es su alta proporción de proteínas: un 32% nada despreciable. Sin embargo, estas no tienen el mismo valor biológico que las de la carne porque son deficitarias en alguno de los llamados «aminoácidos esenciales» (pequeñas partes de proteína que el cuerpo no puede sintetizar), concretamente en metionina. Es por ello que, cuando las complementamos con cereales, como el arroz (alimento rico en dicho aminoácido), el plato resulta mucho más nutritivo gracias a sus nuevas proteínas de alto valor biológico. En cuanto a la fibra, las lentejas tienen buenas proporciones, por lo que contribuyen a regular y acelerar el tránsito intestinal. Además, se ha comprobado que esta fibra también tiene el poder de reducir la absorción de glucosa y colesterol del intestino.

Otro aspecto interesante de las lentejas es su considerable aporte de potasio (bastante más elevado que el de la mayor parte de verduras) y el escaso de sodio (mucho menor que en garbanzos, habas y otros vegetales), lo que las hace muy adecuadas para los hipertensos o quienes deben seguir una dieta baja en sodio. En cuanto a las vitaminas, son ricas en B1, B3 y B6.

Como la mayoría de legumbres, las lentejas contienen calcio y grandes dosis de hierro, pero se trata de un hierro no «hemo», más difícil de asimilar por el organismo. Por ello, tomar las lentejas acompañadas de vitamina C (tomate, pimiento o un zumo de naranja durante o después de comerlas) puede aumentar considerablemente la absorción de este mineral.

TABLA DE COMPOSICIÓN DE LA LENTEJA
(Valores nutricionales por 100 g de alimento)

Energía	304,20 kcal
Proteínas	24,20 g
Lípidos	1,40 g
Hidratos de carbono	48,70 g
Fibra	13,02 g
B_1 (Tiamina)	0,62 mg
B_2 (Riboflavina)	0,39 mg
B_6 (Piridoxina)	0,65 mg
Sodio	125,39 mg
Calcio	56,58 mg
Potasio	581,53 mg
Hierro	6,80 mg

Fuente:
Tablas de composición de alimentos del CESNID
– McGraw Hill Interamericana

Conviene sobre todo si...

◉ **Se padece estreñimiento:** Son recomendables para aquellas personas con problemas de tránsito intestinal, puesto que contienen una elevada dosis de fibra.

◉ **Hipertensión:** Aportan dosis mínimas de sodio y, en cambio, unas cantidades de potasio muy notables. Ambas cosas resultan perfectas para combatir la hipertensión y reducir la retención de líquidos.

◉ **Combatir la colesterolemia o el exceso de triglicéridos:** Al no tener prácticamente grasas.

◉ **Diabetes:** Los hidratos de carbono de la lenteja son complejos (de absorción lenta), por lo que la glucosa pasa a la sangre de forma progresiva, sin originar picos de glucemia, lo que resulta especialmente beneficioso para las personas con diabetes. Es necesario, eso sí, que se preparen de forma adecuada y con aderezos poco grasos. Además, por su interesante contenido en fibra, proporcionan un elevado poder saciante que contribuye a que la absorción de los hidratos de carbono sea todavía más lenta y mejore el tránsito intestinal.

- **En caso de sobrepeso**: Por su elevada capacidad saciante y proporción de fibra. Es esencial en este caso que se consuman en dosis moderadas y con un alimento preparado a base de aceite de oliva en pequeñas cantidades.

- **En niños y adolescentes**: La energía que proporcionan y su aporte de proteínas las hace ideales para estas edades.

- **Vegetarianos**: Por este último mismo motivo son un alimento a incluir en la dieta de quienes no consumen carne ni pescado, pues aportan hierro y proteínas.

No conviene si...

Por su contenido en fibra y ciertos oligosacáridos indigeribles que se encuentran en el interior del grano, pueden resultar algo flatulentas, lo que resulta molesto a algunas personas que deben limitar

¿TIENEN ISOFLAVONAS?

Aunque no de forma tan abundante como en la soja, las lentejas (y también los garbanzos) poseen isoflavonas. Varios estudios indican que pueden prevenir el debilitamiento de los huesos, algo especialmente importante en la menopausia, cuando aumenta el riesgo de osteoporosis. Según otros estudios, las isoflavonas pueden atenuar los síntomas menopáusicos, aunque también existen otros que lo contradicen. Se necesitan, por tanto, más investigaciones para un posicionamiento científico claro.

ATENCIÓN CON LAS CONSERVAS

Las lentejas en conserva ya están cocidas y hay que tener en cuenta que suelen llevar sal añadida, aunque esta puede eliminarse junto con el líquido y aclarándolas con agua abundante.

Si se desea calentarlas, basta con ponerlas en una cacerola durante unos minutos junto con un condimento. También se comercializan lentejas enlatadas ya condimentadas que, únicamente. necesitan calentarse antes de ser consumidas. En este caso, nos fijaremos en los ingredientes que contienen, ya que pueden convertir el plato en más o menos calórico

su consumo. Se reducen las molestias si se toman en puré y pasadas por el chino (para quitarles la piel) o mezcladas con verduras o patata para que resulten más suaves. Las semillas de comino, hinojo o alcaravea ayudan a que sean menos flatulentas.

Compra y conservación

Se pueden adquirir envasadas o a granel. Si se venden envasadas, su calidad viene indicada por el color de la etiqueta. La roja significa que son de calidad superior; la verde, de buena calidad, y la etiqueta amarilla, de calidad inferior.

Tanto si se compran a granel como envasadas secas, hay que comprobar que no están partidas y que desprenden un olor fresco con un ligero toque a nueces. En casa se deben conservar en un ambiente fresco y seco, protegidas de la luz, la humedad y los insectos. Si están envasadas, es preferible mantenerlas en su propio envase respetando las condiciones señaladas. Sin embargo, una vez abierto este, o si se han comprado a granel, las lentejas se conservarán mejor en un recipiente con cierre hermético, durante más de un año (aunque cuanto más tiempo se tengan guardadas más tardarán en cocinarse).

Cómo incorporarlo a una dieta sana

Las lentejas no necesitan estar toda una noche en remojo como muchas otras legumbres, pues se cuecen directamente; de 30 a 45 minutos en una olla normal y de 12 a 15 minutos en una olla a presión. Una ración equilibrada pesa 60-80 gramos en crudo y, con cereales, puede ser algo menor. No es recomendable consumirlas en grandes cantidades.

Son más digestivas si las masticamos bien y no las aderezamos con salsas ni condimentos fuertes. Las semillas de comino, hinojo o alcaravea ayudan a hacerlas menos flatulentas. Una vez cocidas, pueden conservarse hasta cuatro días en la nevera. Un buen recurso para que no se ennegrezcan es hervirlas junto a unas patatas peladas.

Muchos de nosotros todavía asociamos las lentejas con contundentes recetas tradicionales, ricas en grasas y muy calóricas. Y es cierto que este alimento ha formado parte de platos típicos de nuestra gastronomía que incluían chorizo, morcilla o tocino, por ejemplo. Sin embargo, últimamente se han convertido también en un ingrediente estrella de platos más ligeros, como ensaladas frías o guarniciones. Tomadas en puré también son más fáciles de digerir, especialmente si se elimina la piel que las recubre.

En los países del norte de África y en el Oriente Medio y Próximo se elabora harina de lentejas, que se mezcla con la harina de cereales para aumentar el aporte de proteínas de la dieta.

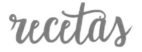

recetas

Ensalada de lentejas con aguacate y tomate
≈ 4 personas ≈

1 tarro de lentejas cocidas
(se pueden cocer en casa con
cebolla, laurel y sal)
2 tomates medianos
1 aguacate grande
½ cebolla

Para la vinagreta:
Aceite de oliva virgen extra
Vinagre de Módena
Mostaza de Dijon a la antigua
Sal

1. PONEMOS en un bol las lentejas lavadas y escurridas.
2. A continuación, picamos a trocitos los tomates pelados, la cebolla, los pepinillos y el aguacate, y los esparcimos por encima.
3. En un bol ponemos el aceite, el vinagre, la salsa de soja y la mostaza al gusto. Batimos hasta que esté emulsionado y lo vertemos en la ensalada con un pellizco de sal.
4. Removemos hasta que estén todos los ingredientes bien mezclados.

Puré de lentejas ≈ 4 personas ≈

500 g de lentejas
1 cebolla
1 diente de ajo
1 tomate maduro

4 cucharaditas de aceite de oliva
virgen extra
Sal

1. COCER agua con una pizca de sal y el aceite de oliva junto con el diente de ajo pelado, la cebolla pelada y entera, y el tomate maduro.
2. Añadir las lentejas y cocer durante una hora hasta que estén tiernas.
3. Se escurren y se reserva el caldo de cocción. Las pasamos por el pasapurés o la batidora junto con las verduras del agua.
4. Servimos el puré caliente, añadiendo si lo deseamos picatostes de pan tostado o virutas de jamón serrano.

Hamburguesa de lentejas ≈ 4 personas ≈

250 g de lentejas
50 g de harina de trigo integral
1 cebolla

3 dientes de ajo
Aceite de oliva virgen extra
Sal y perejil

1. COCEMOS las lentejas en agua caliente con sal y, cuando estén tiernas, las sacamos del fuego y las colamos para quitarles todo el líquido.

2. Cuando las lentejas estén secas, las vertemos en un bol y con la ayuda de un tenedor o una batidora las trabajamos hasta conseguir una pasta. También se pueden dejar enteras.

3. En otro bol, mezclamos la cebolla rallada, los ajos muy bien picados, la sal, el perejil y la harina.

4. Añadimos esta mezcla a la pasta de lentejas y mezclamos para que se forme una masa. La reservamos unos minutos

5. Formamos las hamburguesas a mano (puede que necesitemos pan rallado o harina para facilitar el trabajo), y las freímos por ambos lados hasta que se doren.

6. Es ideal acompañarlas con una ensalada verde y unos tomates aliñados.

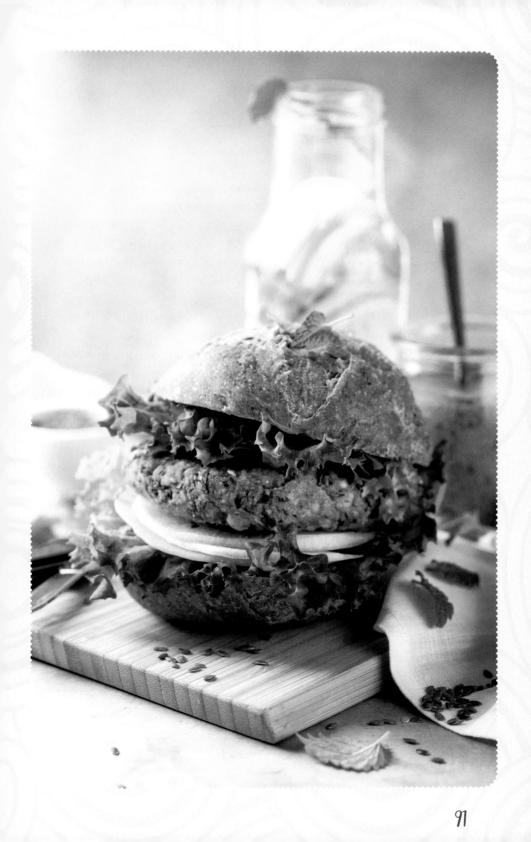

Otros alimentos del grupo

Las lentejas pertenecen al grupo de las legumbres, alimentos que aportan una extraordinaria cantidad de nutrientes y constituyen el alimento vegetal más rico en proteínas. Además, tienen muy pocas grasas y buenos efectos sobre la salud cardiovascular.

Las legumbres destacan por su alto contenido en hidratos de carbono complejos digeribles (almidón), que representan más del 50% de su peso en seco y que son los responsables de la mayor parte de su aporte calórico. También las proteínas están presentes en cantidades notables en las legumbres, aunque sean de inferior calidad (salvo en el caso de la soja), ya que ni su digestibilidad ni su equilibrio en aminoácidos iguala al de las proteínas animales.

En cuanto a las grasas, destaca su bajo contenido, además de que se trata en su mayoría de grasas insaturadas y, por tanto, aliadas de la salud cardiovascular. Otra de las ventajas del consumo regular de legumbres es que pueden ayudar de forma significativa a cubrir las necesidades de vitamina B1, B6 y ácido fólico (en especial la soja y las judías). También destaca la presencia de algunos minerales, como potasio, magnesio, cinc y hierro, así como de un componente importante de la dieta y habitualmente deficiente: la fibra.

Las recomendaciones generales proponen comer legumbres de dos a tres veces por semana, en raciones que dependerán de las necesidades específicas de cada persona, pero situadas en los 60-80 gramos de legumbre en crudo para un adulto si constituyen el plato principal.

◉ **Soja:** Se trata de una fuente de proteínas saludable y abundante. Sin ir más lejos, 60 gramos de semillas de soja cocidas proporcionan tantas proteínas como 100 gramos de carne y, además, sin ir acompañadas de grasas saturadas, sino insaturadas, las más recomendables para la salud del corazón y del sistema circulatorio. La soja es rica en hidratos de carbono complejos y fibra soluble, por lo que proporciona dosis de energía constantes y aportaciones equilibradas de azúcar en sangre. Algunos estudios aseguran que se trata de una legumbre aliada contra los síntomas de la menopausia, gracias a sus fitoestrógenos (las isoflavonas), que tienen una acción similar a los estrógenos femeninos en el organismo, aunque más tenue. Esta misma capacidad estaría implicada en sus propiedades anticancerígenas, en aquellos casos en que están implicadas las hormonas, como el cáncer de mama. También aporta magnesio y hierro, vitaminas A, B, E y ácido fólico. Se puede tomar la semilla cocida o en harina, pero las formas más habituales son germinada, como tofu (resultado de cuajar la «leche» de soja) y como bebida vegetal (siempre que sean bebidas vegetales de buena calidad y sin azúcares añadidos).

- **Guisante:** Destaca por su elevada cantidad de fibra, además de hidratos de carbono, proteínas y minerales (magnesio y fósforo). Se encuentra entero, partido y de diferentes tamaños, verdes o amarillentos. Los enteros se utilizan como guarnición y con los partidos se preparan purés y se elabora una harina de un sabor exquisito. Los enteros necesitan dejarse toda una noche en remojo antes de su cocción.

- **Judía:** Una de las legumbres más comunes y con una composición más equilibrada: 60% de hidratos de carbono, 20% de fibra, 23% de proteínas y menos del 5% de grasa. Por todo ello, resulta ideal para quienes deben controlar su colesterol y los problemas cardiocirculatorios en general. La fibra que contiene también protege frente al cáncer de colon y recto porque acelera el tránsito de los alimentos por el tubo digestivo. Además, reduce la velocidad de absorción de los azúcares, por lo que ayuda a regular la tasa de glucosa en sangre. Son ricas en minerales y oligoelementos, como cobre, cinc y cromo, además de ácido fólico, imprescindible en el embarazo para proteger al feto de los defectos en el tubo neural, como la espina bífida. Existen más de doscientas variedades, con colores y formas diferentes.

- **Garbanzo:** Contiene un 20% de proteínas y buenas proporciones de fibra (soluble e insoluble), que ayuda a regular el tránsito intestinal y controlar los niveles de glucosa y colesterol. También aporta buenas dosis de calcio (mucho más que las lentejas o los guisantes), resultando ideal para las personas con deficiencias en este mineral o que no toleran los lácteos. Su contenido en hierro también es considerable, y aunque se asimila peor que el de la carne es un alimento espléndido para quienes sufren carencias de hierro o necesiten dosis extra, como las embarazadas. Son bajos en grasa y no engordan si no los condimentamos en exceso ni los acompañamos de alimentos como los embutidos.

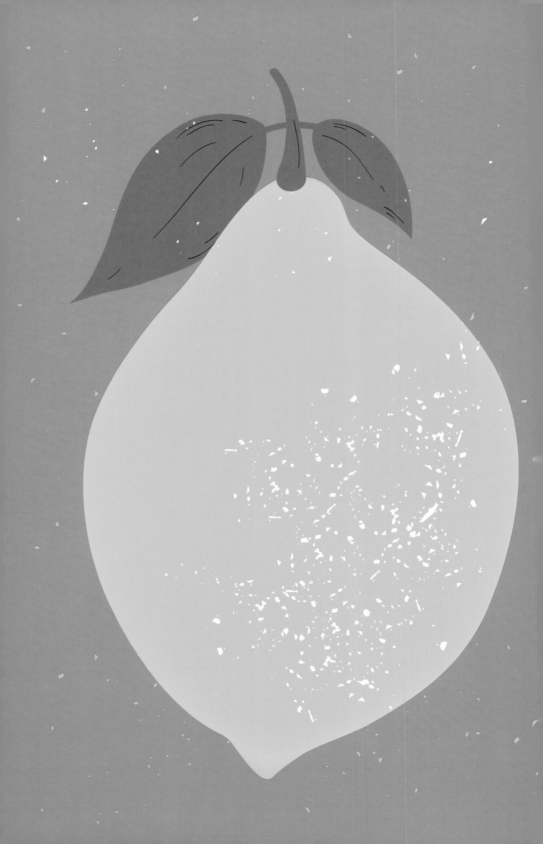

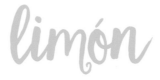

limón

El limón contiene algunas de las sustancias más saludables que la naturaleza nos puede ofrecer. Originario del noroeste de la India, llegó a Andalucía desde Oriente Medio y hoy día nos acompaña con su aroma y propiedades en cualquier rincón del Mediterráneo. En España la variedad más común es el limón Verna, de forma alargada y con los extremos acabados en punta. Se utiliza terapéuticamente desde hace cuatro mil años, y así lo recogen algunos historiadores. Actualmente, además de su uso alimentario, se utiliza en la industria farmacéutica para elaborar infinidad de medicamentos. Forma parte de la saludable familia de los cítricos, con quienes comparte algunas de sus virtudes: vitamina C, flavonoides y aceites esenciales terpénicos.

Aporte nutricional

Estamos ante un alimento muy rico en vitamina C (poderoso antioxidante) y que contiene vitaminas del grupo B, especialmente ácido fólico (vitamina B_9), que contribuye a la formación de la sangre. También presenta sales minerales, donde destacan el potasio y el magnesio. Por otro lado, 100 gramos de la parte comestible del limón aportan tan solo 22 kcal, pues esta fruta es un 90% agua y el resto de sus componentes son glúcidos (7%), celulosa (0,9%), proteínas (0,7%) y lípidos (0,5%).

Uno de sus componentes más interesantes son los flavonoides, unos pigmentos vegetales que en las plantas ayudan a atraer a los polinizadores (animales que comen el fruto) para que puedan dispersar mejor las semillas. Muchas veces los flavonoides son una adaptación de las plantas a la intensa radiación ultravioleta, ya que las protegen de los nocivos efectos de los rayos solares.

Sobre los flavonoides...

Se han descubierto más de cinco mil flavonoides, todos los cuales ejercen un papel relevante en la alimentación humana y tienen importantes propiedades medicinales. Son anticancerígenos, beneficiosos para el sistema cardiocirculatorio, reducen el colesterol, protegen el hígado y el estómago, y son antiinflamatorios, analgésicos y antimicrobianos. Los antioxidantes ayudan a combatir los radicales libres, que son uno de los mayores factores de envejecimiento.

Los primeros datos concretos sobre el potencial de los flavonoides fueron publicados en 1936 por el biólogo estadounidense y premio Nobel de origen húngaro Albert Szent-Györgyi y sus colaboradores. Habían descubierto que los extractos del pimiento rojo y del zumo de limón y la citrina (una parte cristalizada del limón) eran muy eficaces para la salud, pues disminuían las hemorragias de los tejidos. Se propuso el nombre de «vitamina P» para dicha sustancia, si bien no ha sido finalmente aceptado porque no se considera que los flavonoides sean realmente vitaminas. La mayoría de los que se encuentran en las frutas están concentrados en la piel y las capas más externas, es decir, en las zonas accesibles a la luz. Se cree que es así para proteger las partes internas de la oxidación de su vitamina C.

La hesperidina es el principal flavonoide de los cítricos (y en especial del limón), donde puede encontrase principalmente en la piel y en la membrana blanca anterior a la pulpa; por eso, al preparar zumo es conveniente exprimir también esta parte. Se utiliza sobre todo como protector de los capilares sanguíneos, así que resulta excelente para el tratamiento de varices, hemorroides y moratones. La hesperidina protege el estómago de las úlceras y es un antialérgico que en ocasiones se utiliza para el tratamiento de la fiebre del heno (alergia propia de la primavera y el verano producida por la inhalación del polen de algunas plantas), porque inhibe la producción de histamina. En combinación con la vitamina C, la hesperidina protege el colágeno de la piel, evitando la aparición de arrugas o de piel caída, si bien algunos investigadores afirman que esta combinación impide la absorción de la vitamina.

Cada vez es más fácil encontrar flavonoides (incluidos la quercetina y la hesperidina por separado) en forma de suplementos dietéticos. De todas formas, lo más aconsejable es tomarlos de forma natural, como jugo y pulpa de frutas.

TABLA DE COMPOSICIÓN DEL LIMÓN
(Valores nutricionales por 100 g de alimento)

Energía	21,91 kcal
Proteínas	0,70 g
Lípidos	0,30 g
Hidratos de carbono	2,08 g
Fibra	10,57 g
B$_9$ (Ácido fólico)	9 mcg
Vitamina C	52 mg
Potasio	153 mg
Magnesio	16 mg

Fuente:

Tablas de composición de alimentos del CESNID
– McGraw Hill Interamericana

Conviene sobre todo si...

El limón es un alimento muy útil en caso de retención de líquidos y trastornos relacionados con la obesidad.

○ **Personas con tendencia a trombosis, edemas, varices, etc.:** Los flavonoides del limón refuerzan la pared de los vasos capilares, otorgan una mayor elasticidad a las arterias y, en general, mejoran la circulación venosa, además de prevenir la agregación plaquetaria, aportando un efecto antitrombótico.

○ **Colesterol:** Los flavonoides de los cítricos participan en la inhibición de la oxidación de la fracción LDL-colesterol, cuyo exceso endurece las paredes arteriales y compromete la salud cardiovascular, además de proteger las lipoproteínas de baja densidad de la oxidación, previniendo la formación de placas de ateroma. En la mandarina se intuye un mayor efecto antioxidante, ya que actúan de forma sinérgica la vitamina C y los betacarotenos, estos últimos sobresalientes en esta fruta con respecto al resto de cítricos.

- **Anemia:** Tomar limón (o un cítrico) cada día mejora los niveles de anemia. En caso de anemia ferropénica, es muy útil y recomendable consumir un cítrico (naranja o mandarinas, por ejemplo) como acompañamiento de los medicamentos para el tratamiento de la anemia y de los alimentos ricos en hierro. La vitamina C natural favorece la conversión del hierro férrico en ferroso, más asimilable en la zona intestinal. El resultado es una aceleración de la recuperación.

- **En caso de ácido úrico, hiperuricemia o gota:** El limón es un alimento con la capacidad de suprimir el ácido úrico (sustancia que se acumula en el cuerpo y que puede ser causante de dolencias como la artritis y de dolores reumáticos). Tiene la capacidad de alcalinizar la sangre, con lo que facilita la eliminación a través de la orina de las sustancias tóxicas y de desecho que produce a diario nuestro organismo.

- **Cálculos o litiasis renal:** El ácido cítrico tiene propiedades antisépticas y alcalinizadoras de la orina, por lo que el jugo de limón diluido facilita la eliminación de ácido úrico a través de la orina.

- **En caso de diarrea:** Su contenido de sustancias astringentes le proporciona propiedades antidiarreicas, por lo que preparar suero casero a base de zumo de limón diluido es una buena opción.

- **En todo tipo de infecciones víricas o bacterianas:** Por su elevado contenido en vitamina C y otros componentes esenciales para el organismo (ácidos orgánicos, flavonoides, terpenos...) ayuda a fortalecer el sistema inmunitario.

- **Para deportistas:** El zumo de cítricos y agua es una bebida idónea para deportistas. El zumo proporciona una pequeña dosis de azúcares, pero combinado con la misma proporción de agua, una pizca de sal y azúcar de caña se convierte en una bebida isotónica para deportistas. Es una alternativa más nutritiva que las bebidas comerciales ya que, además de los constituyentes elementales (sales minerales), proporciona vitaminas, minerales y antioxidantes, que marcan la diferencia.

No conviene si...

Debe evitarse el consumo de más de un limón al día en forma continuada en caso de úlcera gastroduodenal, ya que aumenta la secreción de ácidos en el estómago. También debe tomarse con moderación en caso de estreñimiento crónico por su efecto astringente.

Compra y conservación

COMPRA

A la hora de comprar limones escogeremos piezas que pesen y estén firmes. Evitaremos los que presenten la piel demasiado rugosa (porque en general suelen contener menos jugo) y los ejemplares blandos o algo resecos. En cambio, si presentan manchas marrones en la corteza no es problema, porque ello no afecta ni a su sabor ni a sus propiedades. Un truco si queremos obtener la máxima cantidad de jugo consiste en hacer rodar el limón entre las palmas de las manos antes de cortarlo.

CONSERVACIÓN

Se conservan dos o tres semanas en un lugar fresco y ventilado, pero evitaremos que sea en la nevera, ya que el frío reduce a la mitad su cantidad de jugo. Si un limón se estropea, debe retirarse enseguida porque afecta al resto de la fruta.

Cómo incorporarlo a una dieta sana

El limón es un ingrediente muy utilizado para cocinar. Por ejemplo, la corteza se emplea en repostería por el sabor que proporciona, y su aceite se emplea para la elaboración de condimentos, mermeladas y esencias.

Con los limones se preparan deliciosos zumos, refrescos, helados y sorbetes. Además, el zumo se utiliza, de forma industrial o artesana, para elaborar muchas bebidas refrescantes, como limonadas y sangrías. También es un buen condimento natural y, como antioxidante, ayuda a que no se ennegrezcan algunos alimentos, como las alcachofas tras cocerlas, las manzanas después de pelarlas o el aguacate, entre otros.

Remedios

- **En resfriados y tos:** Toma el zumo de limón suavizado con un poco de miel. Si se diluye en agua es mejor beberlo con una pajita para que no afecte al esmalte dental.
- **Dolor de garganta:** En caso de que te sorprenda un dolor de garganta, puedes aliviarlo haciendo gárgaras durante varios días con el zumo de la cuarta parte de un limón disuelto en medio vaso de agua tibia. Otro remedio muy efectivo consiste en beber el zumo de limón disuelto en agua junto con un diente de ajo machacado, por sus propiedades antibióticas. Otra bebida calmante se obtiene mezclando zumo de limón con un poco de miel y agua tibia.
- **Para desinfectar heridas:** Nada mejor que el limón a chorro sobre la herida. En el caso de una herida más importante, lo principal es detener la hemorragia, así que aplica un buen taco de gasas estériles encima y presiona con la mano para cortarla.
- **Para frenar las diarreas:** Al contrario que las naranjas, que son laxantes, el limón es antiséptico y astringente. Por ello, en casos de diarreas, gastroenteritis o colitis, se recomienda como bebida diluido al 50%.
- **Para mejorar las digestiones difíciles:** El limón facilita la digestión (tiene propiedades eupépticas), para lo cual solo hay que tomar el zumo de un limón (endulzado con miel si se prefiere) diluido en agua a partes iguales antes de las comidas

ZUMO DE LIMÓN Y SALUD DENTAL

Tomar zumos de cítricos entre horas o aislados, sin consumir a la vez otros alimentos no ácidos, puede favorecer el desarrollo de caries.

La combinación de azúcares y sustancias ácidas de los zumos de frutas cítricas favorece una mayor erosión de la dentina, con el consiguiente aumento del riesgo de caries. Por tanto, si se tiene costumbre de beber zumos, es una buena práctica cepillarse los dientes después, de modo que las bacterias bucales no encuentren sustrato para actuar. Se estima que la probabilidad de padecer caries se triplica cuando se toman zumos, en comparación con la ingesta de otros alimentos que no son de naturaleza ácida ni azucarada.

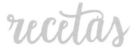

recetas

Rape al limón ≈ 4 personas ≈

8 lomos de rape
2 cucharadas de aceite
2 limones
50 ml de leche
evaporada

1 cucharadita de harina
1 zanahoria pequeña
Pimienta negra
Albahaca

Nuez moscada
Perejil
Sal

1. EXPRIMIMOS con un colador los dos limones, conservando su piel para rallarla.

2. En una sartén marcamos los lomos de merluza y los envolvemos en papel de plata junto con la mitad del zumo de limón, un poco de pimienta negra y albahaca.

3. Tras ello los meteremos al horno unos 5-8 minutos.

4. En la sartén anterior, junto con el jugo sobrante de marcar los lomos de merluza, agregamos la harina junto con la nata, sin dejar de remover, y un poco de sal, nuez moscada y el resto del limón.

5. Seguimos removiendo la salsa hasta que adquiera la textura deseada.

6. Una vez lista la salsa, ponemos los lomos de merluza en un plato y les añadimos la salsa.

Espirales al limón ≈ 4 personas ≈

200 g de espirales
1 limón (zumo y ralladura)
40 g de queso parmesano

50 ml de leche evaporada
Sal y pimienta

1. COCEMOS la pasta al dente. Después, se pone a fuego lento en un cazo la nata junto con el zumo y la ralladura del limón, y se remueve.

2. Tras un par de minutos se añade la sal y la pimienta, se vuelve a mezclar y se une la salsa con los espirales. Se sirve y antes de comer se espolvorea con el queso rallado.

Mousse de limón ≈ 4 personas ≈

Cuatro yogures naturales
250 g de leche condensada

3 limones
Azúcar glas

1. MEZCLAMOS los yogures con la leche condensada.

2. A continuación, lavamos los limones, rallamos la piel de un par de ellos en trocitos pequeños y la añadimos al recipiente.

3. Después exprimimos los limones y echamos el zumo junto a los demás ingredientes, pero colándolo antes para quitarle la pulpa y las pepitas. 4. Mezclamos bien para que se forme una crema homogénea.

5. Elegimos los moldes, vasos o copas en los que serviremos la mousse de limón de forma individual y los rellenamos para reservarlos después en la nevera durante 2 o 3 horas como mínimo, de forma que a la hora de servir el postre se haya enfriado bien y haya adquirido una buena textura; densa pero esponjosa a la vez. Incluso podemos meter los recipientes en el congelador poco antes de servirlos, ya que la mousse quedará con una textura muy agradable.

6. Para acabar lavamos unas fresas, les quitamos los tallos y las cortamos en rodajas. Decoramos las copas con las rodajas, que dará un toque de sabor a la mousse de limón con yogur; una combinación absolutamente deliciosa.

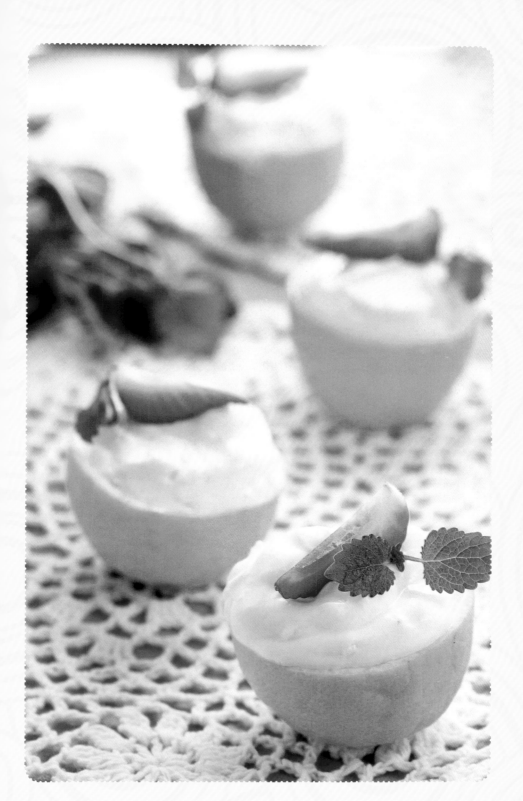

Otros alimentos del grupo

Vitamina C, flavonoides y aceites esenciales terpénicos están presentes en todos ellos y se alían para prevenir la agresión de los radicales libres. Por tanto, reducen los riesgos de sufrir enfermedades degenerativas y ciertos tipos de cáncer. Son varios los estudios que confirman que entre las personas que consumen cítricos a diario la incidencia de tumores de estómago es menor.

En el caso de la naranja, la fibra que contiene le confiere, además, propiedades digestivas y los flavonoides (como la hesperidina), sobre todo si se consumen enteras y no en zumo, colaboran con las vitaminas en el refuerzo del sistema inmunitario. También son ricas en tiamina y folato, dos vitaminas del complejo B esenciales para la salud del sistema nervioso. El limón evita la formación de trombos, aumenta el número de glóbulos blancos que luchan contra las infecciones y limpia la sangre de toxinas. Las mandarinas son ideales para picar entre comidas, y no solo son sabrosas y refrescantes, sino que aportan casi tantas vitaminas y minerales como la naranja. En cuanto al pomelo, su sabor ya indica sus propiedades benéficas, pues los alimentos amargos favorecen la digestión y la depuración.

Los cítricos son una fuente destacable de flavonoides (naringenina, hesperidina o limoneno), vitamina C y folatos, nutrientes que en conjunto preservan la salud cardiovascular a través de distintos mecanismos biológicos de acción. Además, de manera indirecta, el consumo de un cítrico al día acelera la recuperación en caso de anemia ferropénica. Con la ingesta de una naranja mediana o tres mandarinas al día se cubren los requerimientos diarios de vitamina C (IDR adulto: 60 mg/día), que participa en la salud del colágeno y las articulaciones, en las reacciones de oxidación y en el sistema de defensas.

La naranja

Una naranja mediana proporciona toda la vitamina C que se necesita al día, pero no es esta su única virtud. La fibra también le proporciona propiedades digestivas y los flavonoides colaboran con las vitaminas en el refuerzo del sistema inmunitario. Por ejemplo, el flavonoide hesperidina incrementa la eficacia de la vitamina

C, fundamental para la resistencia a las infecciones; aumenta la absorción de hierro, calcio y fósforo, y tiene propiedades antioxidantes. Las naranjas también son ricas en ácido fólico, vitamina del complejo B que interviene en la producción de glóbulos rojos y blancos, en la síntesis de material genético y en la formación de anticuerpos del sistema inmunológico. También es una buena fuente de fibra, que ayuda parcialmente a bajar los niveles de colesterol.

Aunque se considera que el zumo es una alternativa sana, es preferible comer la fruta entera para obtener todos sus beneficios. Así por ejemplo, los tegumentos blancos que hay entre los gajos son muy ricos en flavonoides y pectina, una fibra soluble que ayuda a controlar el colesterol.

LA VITAMINA C SE CONSERVA EN EL ZUMO HASTA DOCE HORAS DESPUÉS DE EXPRIMIR LA NARANJA

Pese a la creencia de que la vitamina C se pierde a gran velocidad una vez que se exprime la naranja, la realidad es que tarda mucho más en desaparecer del zumo. Un estudio publicado en 2002 en la revista *Journal of The American Dietetic Association* afirma que, aunque la vitamina C se oxida con rapidez si el zumo de naranja se deja a temperatura ambiente, la sustancia que se genera (ácido dehidroascórbico) mantiene las mismas propiedades de la vitamina C. En 2014 la revista española *Nutrición Humana y Dietética* corroboró este dato, añadiendo que para que se produzca una disminución considerable de esta vitamina deben pasar, al menos, doce horas.

Atención a su consumo si...

Ciertos alimentos tienen cualidad colerética o colagoga, es decir, estimulan el vaciamiento más o menos intenso de la vesícula biliar, lo cual activa la digestión. Sin embargo, en personas con el aparato digestivo sensible, su ingesta puede acompañarse de una molesta acción purgante intestinal. La naranja, y en particular su zumo, son dos alimentos que, si se toman en ayunas, pueden provocar malestar leve (náuseas o pesadez abdominal). Aunque estas molestias no revisten gravedad, explican el temor de quienes lo han experimentado al tomar el zumo de naranja en ayunas. No obstante, en caso de padecer colelitiasis, tomar cítricos con el estómago vacío puede desencadenar un cólico, por lo que en estos casos estarían desaconsejados.

La mandarina

El componente mayoritario de las mandarinas es el agua y, respecto a otras frutas de su género, aporta menos cantidad de azúcares y, por tanto, menos calorías. La apreciable cantidad de fibra se encuentra sobre todo en la parte blanca, entre la pulpa y la corteza, por lo que su consumo favorece el tránsito intestinal. De su contenido vitamínico sobresale la vitamina C (en menor cantidad que la naranja), el ácido fólico y la provitamina A (más abundante que en cualquier otro cítrico y esencial para la visión, el buen estado de la piel, el cabello, las mucosas, los huesos y para el buen funcionamiento del sistema inmunológico). También contiene cantidades destacables de ácido cítrico, potasio y calcio, este último de peor aprovechamiento que el procedente de los lácteos.

Resulta tan sencillo pelar y comer una mandarina que se ha convertido en una de las frutas predilectas de los más pequeños, si bien por su sabor dulce y refrescante, y por sus propiedades nutritivas, debería potenciarse su consumo a todas las edades. Su grato dulzor, escaso sabor ácido y suavidad de su pulpa convierten a la mandarina en uno de los cítricos más populares.

Un vaso de zumo fresco de mandarina (200 ml) aporta unos 123 mg de vitamina C, superando el 100% de las ingestas dietéticas de referencia (IDR) para este nutriente, que para la población adulta sana se estima en 60 mg.

La lima

Como el resto de cítricos, la lima es una buena fuente de vitamina C y ácido cítrico, por lo que aporta las numerosas propiedades saludables que ya hemos mencionado. Su piel contiene bioflavonoides, sustancias con una interesante acción biológica que reducen la fragilidad capilar y, en consecuencia, disminuyen el riesgo cardiovascular. En la lima destaca también su riqueza en potasio y, en menor cantidad, en fósforo, calcio y ácido fólico.

De igual modo que el limón, su proporción de sustancias astringentes le confiere propiedades beneficiosas en caso de diarrea. Se suele utilizar para elaborar zumos y salsas, para aromatizar platos de pescado o carne, y como ingrediente en repostería.

El pomelo

El pomelo es una fuente importante del flavonoide naringerina, que le otorga su característico sabor amargo. Se trata de un antioxidante que puede reducir los niveles de colesterol y que favorece la digestión y, sobre todo, el trabajo depurativo del hígado y los riñones. Como el resto de cítricos, también es rico en vitamina C y aporta cantidades destacables de ácido fólico, fósforo y potasio.

Existen múltiples variedades de pomelo, siendo siempre los mejores los más pesados. La variedad más dulce es la roja, que contiene licopeno, un caroteno que ha demostrado ser protector frente algunos tipos de cáncer.

Existen múltiples variedades de pomelo. Como curiosidad, destacar que su zumo interacciona con muchos fármacos, disminuyendo su eficacia; entre ellos se encuentran: fexofenadina (antihistamínico), etoposida (anticancerígeno), atenolol, celiprolol y talinolol (betabloqueantes utilizados en la prevención de infartos y el tratamiento de la hipertensión arterial), ciclosporina y tacrolimus (utilizada en la prevención del rechazo tras el trasplante de órganos), algunos antibióticos, etc.

También está demostrado que el zumo de pomelo aumenta la acción de antidepresivos y estatinas más allá de los efectos deseados, por lo que es importante, en estos casos, consultarlo con el médico.

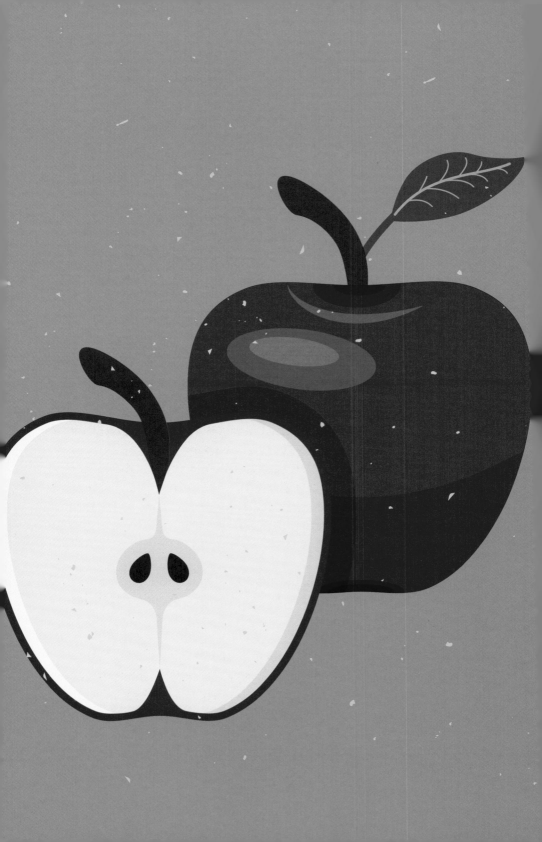

manzana

Podría decirse de la manzana que es el símbolo de la alimentación sana. Desde la Antigüedad ha sido venerada como un alimento nutritivo y saludable. La manzana es el fruto del manzano, árbol de la familia de las rosáceas, que incluye más de dos mil especies, distribuidas por las regiones templadas de todo el mundo. Se desconoce su origen, aunque algunos autores afirman que proviene de Asia y otros, de las montañas del Cáucaso. Según algunos restos arqueológicos neolíticos, ya existía en la Prehistoria; en el siglo XII a.C. era cultivado en los valles de Nilo por los egipcios, y en la época medieval lo hicieron los monjes cristianos.

Fue introducida en la Península por romanos y árabes, y posteriormente los españoles extendieron su cultivo por América central y del Sur, para pasar luego a Norteamérica, África septentrional y Australia.

Actualmente España es uno de los principales países productores, siendo Cataluña la que ostenta el primer puesto con un 40% de la producción nacional, seguida de Aragón, La Rioja y Navarra, de las que se obtienen cada año 780.000 toneladas.

El manzano es un árbol que se adapta con facilidad a diferentes climas y suelos, por lo que su cultivo es extenso en muchos países, tanto cálidos como fríos.

Variedades

Existen unas siete mil variedades de manzanas, aunque solo se comercializan algo más de media docena de ellas. Destacan las siguientes:

- **Golden Supreme:** De color verde con tonalidades rosadas y forma de globo. Su carne crujiente y jugosa es algo ácida y poco aromática. Se encuentra en el mercado de agosto a noviembre.

- **Golden Delicious:** De origen americano, es una de las más cultivadas en todo el mundo y, por ello, de las más habituales. Su piel es amarilla y algo verdosa con pequeños puntos negros (por los cuales transpira la fruta). Su forma es redonda y regular, y la carne, jugosa, crujiente, dulce y aromática. Se encuentra en las fruterías a partir del mes de septiembre y hasta finales de agosto del año siguiente, por lo que puede adquirirse casi todo el año.

- **Early Red One:** Tiene una piel brillante de color rojo intenso y muy buen aspecto. Su carne es jugosa, poco aromática pero muy dulce. La podemos encontrar de septiembre a junio.

- **Top Red:** De piel brillante y color rojo con estrías. La carne es consistente (aunque puede volverse harinosa con el tiempo) y su sabor, dulce. La podemos encontrar también de septiembre a junio.

- **Red Delicious:** Variedad de Estados Unidos, de forma grande y alargada. Su piel es de color rojo brillante y su pulpa es jugosa, muy blanda, de sabor dulce, nada ácida y muy aromática.

- **Fuji:** Variedad de origen japonés resultante de un cruce de la Red Delicious. Su piel es de color rojizo con manchas amarillentas, sabor dulce y fresco, y textura suave.

- **Starking:** Es una de las más conocidas y procede de Estados Unidos. Se trata de una mutación de la Red Delicious. Su piel es brillante, con estrías rojas y verdosas, carne blanca-amarillenta y crujiente, y sabor dulce. Igual que las anteriores, se encuentra de septiembre a junio en el mercado.

- **Royal Gala:** De origen neozelandés, tiene la piel con estrías rojas y naranjas sobre un fondo amarillo verdoso. Su forma es muy redondeada y su carne es blanca, crujiente y consistente. Muy aromática y jugosa, su recolección se produce desde finales de agosto hasta diciembre.

- **Granny Smith:** Procedente de Australia, su piel es de color verde intenso con algunos puntitos blancos. Es muy redonda y de carne blanca, muy crujiente y jugosa, con sabor ligeramente ácido.

- **Reineta gris del Canadá:** Variedad francesa de gran tamaño y forma achatada. Su piel es gruesa y rugosa, de color amarillo oxidado o grisáceo, y su pulpa tiene aspecto viscoso, es jugosa y con sabor azucarado, con un agradable punto ácido. En España, la manzana reineta del Bierzo goza desde hace años de Denominación de Origen.

- ◉ **Mcintosh:** Fruta de tamaño mediano y forma redonda. El color de su piel está formado por la combinación de dos tonos de rojo, o un rojo y un verde. Su crujiente y jugosa pulpa resulta ligeramente ácida.

Aporte nutricional

Desde el punto de vista nutricional, la manzana es una de las frutas más completas y saludables que pueden incorporarse a la dieta. Está formada en un 85% por agua, por lo que es muy refrescante e hidratante, ideal en los meses de verano. Fuente importante de fructosa (el azúcar propio de la fruta), tiene altas proporciones de vitamina E (antioxidante y con acción en la estabilidad de las células sanguíneas), vitamina C (también antioxidante, interviene en la formación de colágeno, huesos, dientes y glóbulos rojos, y favorece la absorción del hierro de los alimentos), provitamina A o carotenoides (que ayudan en la formación y el mantenimiento de dientes, tejidos blandos y óseos, mucosas, piel y vista) y ácido fólico (que interviene en la producción de la hemoglobina de la sangre y resulta fundamental en el embarazo y la lactancia).

La manzana también es rica en fibra, sobre todo si se come con piel (escogeremos las de cultivo ecológico para evitar los pesticidas, o lavaremos muy bien la piel), por lo que ayuda a regular el tránsito intestinal. De su aporte en minerales destaca el potasio, necesario para la transmisión y generación del impulso nervioso, y para la actividad muscular normal, así como para el equilibrio osmótico. Entre todos sus componentes, destacan sus elementos fitoquímicos, como los flavonoides y la quercitina, con propiedades realmente saludables gracias a su alto poder antioxidante.

Aunque existen diferentes variedades, podrían resumirse en tres: amarilla, verde y roja. La amarilla es la que presenta un mayor porcentaje de fibra y vitamina C, la verde suele ser la más calórica y la roja, la más ligera, si bien todas ellas comparten similares proporciones de nutrientes.

TABLA DE COMPOSICIÓN DE LA MANZANA
(valores nutricionales por 100 g de alimento)

Energía	50,70 kcal
Agua	85 g
Proteínas	0,30 g
Lípidos	0,30 g
Hidratos de carbono	11,70 g
Fibra	2,10 g
Vitamina A	11,67 mcg
Carotenoides	70 mcg
Vitamina C	5 mg
Vitamina E	0,50 mg
Ácido fólico (B_9)	13 mcg
Potasio	120 mg

Fuente:
Tablas de composición de alimentos del CESNID
– McGraw Hill Interamericana

Conviene sobre todo si...

Es considerada la fruta saludable por excelencia, porque la mayoría de personas la tolera bien; tanto que los ingleses tienen un famoso refrán que dice: «An apple a day keeps the doctor away» ('Una manzana al día mantiene alejado al médico'). Y, aunque quizás el refrán es un tanto exagerado, sí es cierto que la manzana debería estar presente en nuestra dieta habitual.

⊙ **Alimento astringente y laxante:** La manzana tiene esta doble particularidad según cómo sea consumida. Cruda y con piel resulta muy útil contra el estreñimiento, ya que se aprovecha su fibra insoluble que estimula la actividad intestinal. A su vez es rica en pectina, que se encuentra mayoritariamente en la pulpa, y que tiene la peculiaridad de retener el agua, por lo que comerla sin piel en caso de diarrea ralentiza el tránsito intestinal. Los taninos de la manzana también le otorgan propiedades astringentes, ya que actúan «secando y desinflando» la mucosa intestinal, y reduciendo la cantidad de agua. Estos aparecen al dejar oscurecer la pulpa, lo que podemos conseguir fácilmente si rallamos la manzana una vez pelada.

- **Antioxidante:** Sus componentes fitoquímicos, concretamente los polifenoles (quercitina y flavonoides), son muy abundantes en la piel y le otorgan sus propiedades antioxidantes. Estos neutralizan los radicales libres, reduciendo o incluso evitando los daños que provocan en el organismo. Los radicales libres pueden modificar los genes de las células, aumentando el riesgo de cáncer, por lo que las sustancias antioxidantes de la manzana son muy aconsejables en personas con riesgo de cáncer o enfermedades degenerativas. Varios estudios aseguran que consumir manzanas de forma habitual reduce el riesgo de cáncer y, según el Instituto Nacional del Cáncer de Estados Unidos, consumir su fibra reduce hasta un 50% las probabilidades de padecer cáncer de pulmón.

- **Diurético:** Su contenido en potasio la convierte en una fruta diurética, por lo que es muy recomendable para las personas con enfermedades cardiovasculares como la hipertensión o retención de líquidos.

- **Antiinflamatoria:** Sus taninos le confieren propiedades antiinflamatorias al inhibir los mediadores de la inflamación. Suele aconsejarse en el tratamiento de las hemorroides por su efectividad.

- **Mejora la demencia y reduce el riesgo de derrame cerebral:** Según un estudio de la Universidad de Quebec, su contenido en quercetina reduce la muerte celular causada por la oxidación e inflamación neuronal. Otros estudios, publicados en la revista *Journal of Food Science*, encontraron evidencias de que las manzanas ayudan a proteger las células del estrés oxidativo, por lo que reducirían el riesgo de desarrollar enfermedades degenerativas como el Alzhéimer. Otro estudio observacional realizado a 9.208 personas que consumieron manzanas durante 28 años y publicado en el National Center for Biotechnology Information demostró que tenían menos riesgo de sufrir un derrame cerebral, lo cual atribuían a la quercetina de las manzanas.

- **Reduce el colesterol LDL:** Un grupo de investigadores de la Florida State University descubrió que las mujeres que ingieren, al menos, una manzana diaria durante seis meses, tienen un nivel de colesterol LDL un 23% más bajo y un nivel de colesterol HDL un 4% más alto que aquellas que no lo hacen.

- **Reduce el riesgo de diabetes:** Un estudio realizado a 187.382 personas demostró que quienes cosumen tres piezas a la semana de manzanas, uvas, peras, arándanos o pasas tienen un 7% menos de probabilidad de desarrollar diabetes tipo II, comparado con aquellos que no las toman.

DESMONTANDO MITOS

A pesar de que siempre se ha atribuido a la manzana la particularidad de reducir la formación de placa y evitar la caries, no podemos olvidar que contiene azúcares y ácidos que deterioran el esmalte. Así lo demostró una investigación publicada en la revista médica *Journal of Dentistry*, según la cual el aporte en azúcares y ácidos de la manzana favorecía la erosión dental, por lo que no podía sustituir al cepillo de dientes tras las comidas. No obstante, los autores recalcaban que no solo es importante saber qué alimentos se deben consumir, sino también cómo y cuándo hacerlo. Así, resulta menos dañino para la salud dental comer los alimentos más ácidos, azucarados o pegajosos junto con otros, que hacerlo de forma aislada entre horas.

No conviene si...

- **Litiasis renal de ácido oxálico:** En caso de existir litiasis renal (piedras sólidas formadas por agregación de minerales) en el aparato urinario, debe moderarse el consumo de manzana (entre otras frutas), ya que algunos de sus minerales pueden formar oxalato cálcico y podría agravarse la situación. No obstante, gran parte de dicho ácido se pierde mediante el cocinado de la manzana.

- **Alergias LTP:** La LTP es una proteína transportadora de lípidos que se encuentra en el reino vegetal (frutas, verduras y cereales). Estas proteínas se sitúan, sobre todo, en la capa externa de los vegetales (hojas, piel, cáscara), por lo que en el caso de las frutas la piel provoca más alergia que la pulpa. La LTP es una proteína termoestable y resistente a la pepsina, es decir, que no se destruye con la cocción ni con la digestión. Los alimentos que más alergia y reactividad cruzada provocan son las rosáceas y las fabáceas, y la manzana pertenece al primer grupo.

Consejos de compra y conservación

COMPRA

Como en casi todas las frutas, debemos evitar comprar las piezas con golpes, partes blandas, arrugas o manchas excesivas. Algunas variedades presentan manchas moteadas por toda la piel, y suelen ser excelentes para la cocción.

Para conocer su estado de madurez, podemos presionar la pieza ligeramente; si es firme al tacto y la piel solo se arruga un poco, la manzana está en su mejor momento. La pulpa debe ser firme, aromática y poco harinosa. Si se pospone demasiado su consumo o comercialización, las sustancias que contiene la fruta van desapareciendo, lo que se muestra con su pérdida de sabor.

CONSERVACIÓN

Una vez en casa, si la fruta está sana se conserva en perfecto estado, a temperatura ambiente, durante varios días. En el caso de desear conservarlas durante cinco o seis semanas, debe hacerse en la nevera.

Cómo incorporarlo a una dieta sana

La manzana suele consumirse cruda porque puede encontrarse durante todo el año, ya sea como postre, tentempié o ingrediente de ensaladas, cortada a rodajas o picada, aportando mucha frescura y una textura crujiente a los platos. Al cortarla se oscurece con facilidad debido a la oxidación, pero esta puede evitarse aliñándola con limón y manteniendo así por más tiempo su aspecto agradable. Otra opción es cocinarla para crear salsas y guisos, acompañando platos a base de huevos, carnes o pescados. Para ello deben escogerse las variedades más crujientes, jugosas y ácidas, como la Granny Smith. Si se adereza con clavo, canela o coriandro resulta exquisita.

La manzana asada es un postre delicioso, utilizándose normalmente la variedad Reineta, de piel más dura que el resto y con un toque ácido que la hace idónea, sobre todo si se añade canela, miel o algo de azúcar. Se aconseja hacer un corte poco profundo en la parte superior de la fruta (en toda su circunferencia), para evitar que durante el asado reviente por efecto del calor interior. Su mejor época coincide con los meses fríos, por lo que es cuando más apetece comer este postre.

La manzana Golden, presente durante todo el año, también está recomendada para prepararla al horno. Con un sabor bastante neutro, dura de textura y de fino aroma, es una buena alternativa a la Reineta. Por el contrario, otras manzanas más aromáticas y dulces, como la Fuji o la Red Delicious, no resultan adecuadas para asar por su exceso de dulzor y porque se deshacen enseguida con el calor. Su mejor uso está en la elaboración de compotas, purés de frutas frescas, tartas, pasteles o gelatinas.

Otra opción es elaborar deliciosos zumos de frutas, escogiendo las de sabor más dulce o ácido en función del gusto.

Curiosidades

- **La manzana ayuda a madurar otras frutas:** Si deseas acelerar el proceso de maduración de otras frutas, coloca una bolsa de estas junto con unas manzanas.

- **Fruta prohibida:** A lo largo de la Historia, la manzana ha sido considerada por diversas religiones una fruta «prohibida». Así, en

MANZANA ASADA EN DIEZ MINUTOS

Quienes disponen de poco tiempo en la cocina pueden preparar manzanas asadas «exprés», en tan solo diez minutos en el microondas.

Preparación:

1. Limpiamos las manzanas: lavamos la piel y hacemos un corte en la parte superior y otro en la base para una mejor sujeción. A continuación les quitamos el corazón e introducimos un trocito en la base.

2. Espolvoreamos las manzanas con azúcar y les damos un toque de aroma con canela o vainilla. Las tapamos con papel film apto para microondas y, en la parte superior, hacemos unos agujeritos con la ayuda de un tenedor, para que no revienten por el calor.

3. Las cocinamos durante 10 minutos, con la potencia al 75%. Hacemos la cocción en dos tandas de 5 minutos cada una, dejando reposar las manzanas durante un minuto entre ambas. En el «descanso» es importante revisar las manzanas, ya que según la potencia del microondas podrían necesitar menos tiempo de cocción.

4. Una vez asadas ya están listas para servir. Aunque no obtendremos un resultado idéntico que cocinadas al horno, la textura final y el sabor sí se asemejarán mucho.

la Biblia aparece como el fruto que provocó la expulsión de Adán y Eva del Paraíso, y en la mitología griega, la manzana de oro que Paris entregó a la diosa Venus provocó la enemistad entre Atenea, Afrodita y Hera, por lo que se la conocería desde entonces como la «manzana de la discordia».

⊙ **Segunda fruta más consumida en EE UU y la tercera en España:** Tras la banana, es la fruta de mayor consumo en el país norteamericano y la fruta oficial en seis estados. En España el plátano es la fruta más consumida, seguida de la naranja y en tercer lugar la manzana.

recetas

Ensalada de manzana verde, parmesano y nueces
≈ 4 personas ≈

1 lechuga
1 manzana verde
4 cucharadas de queso parmesano rallado
Un puñadito de nueces picadas

¼ de vaso de aceite de oliva virgen extra
El zumo de 2 limones
Sal y pimienta

1. CORTA la manzana en rodajas y agrégala a la lechuga lavada y cortada.

2. Añade el queso parmesano y la nuez.

3. Aparte, mezcla el aceite de oliva con el jugo de limón y sazona al gusto.

4. Aliña la ensalada y sirve.

Sopa fresca de manzana verde a la menta
≈ 4 personas ≈

2 aguacates en su punto
1 manzana verde (tipo Granny Smith)
1 lima
2 yogures tipo griego

20-30 hojas de menta
½ l de agua
Sal y pimienta.

1. CORTA los aguacates por la mitad, transversalmente, para separar las dos mitades.

2. A continuación, retira el hueso y la carne con una cuchara. Introdúcelo en el vaso de una batidora eléctrica, junto con la manzana pelada y troceada, la mitad de la lima rallada y el zumo de esta.

3. Lava bien las hojas de menta y sécalas con un papel absorbente; después añádelas en la batidora junto con el yogur y el agua.

4. Salpimenta al gusto, y tritúralo todo a velocidad máxima durante 3 minutos, hasta obtener una textura fina y homogénea.

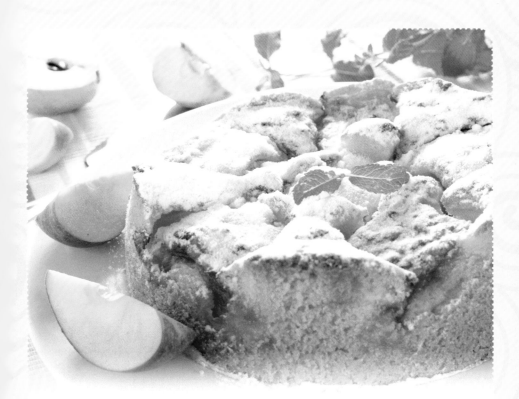

Pastel de manzana ≈ 4 personas ≈

125 g de mantequilla
5 cucharadas de agua
100 g de azúcar moreno
1 cáscara de limón rallada

2 huevos
3 manzanas Reinetas
200 g de harina integral
½ sobre de levadura en polvo

1. MEZCLA bien la mantequilla, el azúcar, los huevos y la ralladura de limón, y añade el agua.

2. Mezcla la harina con la levadura y ve incorporándola a la masa lentamente. Es importante trabajarla bien para que se expanda el gluten, teniendo en cuenta que al final la masa se endurecerá mucho.

3. Colócala en un molde engrasado.

4. A continuación, pela, descorazona y corta en rodajas las manzanas, y colócalas sobre la masa.

5. Si lo deseas, dale una capa de brillo con un poco de almíbar o huevo. Hornéala a temperatura media durante unos 45 minutos.

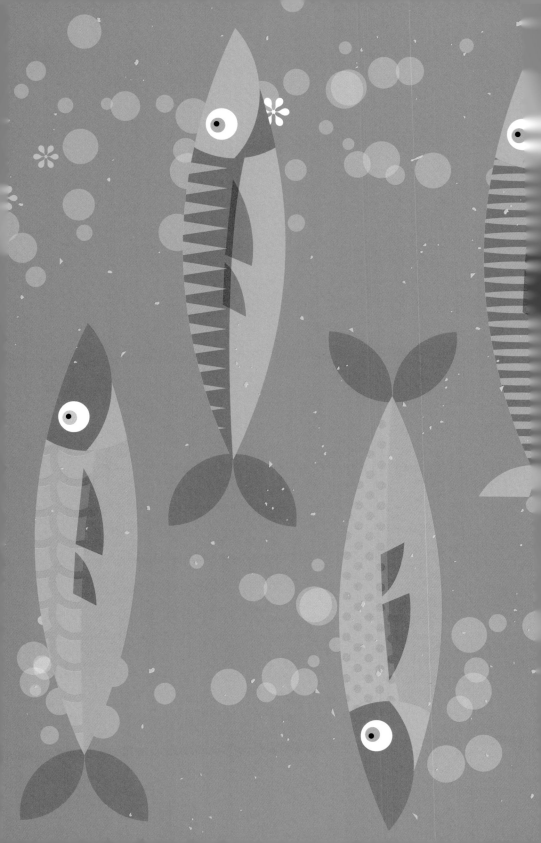

sardina

La sardina es el pescado azul por excelencia; una especie de peque-ño tamaño y muy sabrosa y saludable. Tiene un cuerpo esbelto y alargado, con escamas delicadas. La parte superior es de color verde azulado, los costados y el abdomen son plateados, y a lo largo de los flancos presenta una banda azulada. La aleta dorsal y la cola son de color gris oscuro, y el resto de las aletas son incoloras.

Las sardinas son peces pelágicos, es decir, que viven lejos de las costas y se distribuyen por el Atlántico desde las costas de Sene-gal hasta Noruega, el mar Cantábrico, el canal de la Mancha y el mar del Norte. Son comunes en el litoral español y la zona occiden-tal africana, localizándose sobre todo en zonas cálidas y saladas, agrupadas en grandes bancos en las superficies marinas. Se pescan habitualmente con artes de cerco, ya que se distinguen a grandes distancias por las manchas producidas por su movimiento. Suelen alimentarse de plancton, pequeños peces, crustáceos y huevos de otras especies.

Las subespecies más conocidas de sardina son la *Pilchardus pil-chardus* (que se localiza en el Atlántico) y la *Pilchardus sardina* (que habita en el mar Mediterráneo). A su misma familia pertenecen el arenque, la anchoa, la alacha, el espadín y el sábalo.

La sardina puede vivir hasta ocho años, alcanzando una longi-tud de 25 centímetros y siendo las razas de aguas frías las más lon-gevas y de mayor tamaño. Los ejemplares más jóvenes pesan entre 50-100 gramos (conocidos como «parrochas») y los adultos alcanzan los 200 gramos.

Aporte nutricional

La sardina es un pescado azul y, por lo tanto, graso que contiene casi 10 gramos de lípidos por cada 100 gramos de peso, aunque su perfil lipídico es muy saludable al ser una muy buena fuente de omega-3.

Aporta proteínas de alto valor biológico y vitaminas, especial-mente liposolubles, destacando la vitamina D y la vitamina A. Esta última contribuye al crecimiento, mantenimiento y reparación de las mucosas, la piel y otros tejidos del cuerpo. Es necesaria en el desarrollo del sistema nervioso y para la visión nocturna, además de favorecer la resistencia frente a infecciones. También participa en el crecimiento óseo y en la producción de enzimas en el hígado y de hormonas sexuales y suprarrenales. La vitamina D favorece la absorción de calcio y su fijación en los huesos, y se encarga de la regulación del calcio a nivel sanguíneo.

También aporta cantidades importantes de vitaminas del grupo B, como B_{12}, B_2 (riboflavina) y B_3 (niacina), las cuales permiten el

TABLA DE COMPOSICIÓN DE LA SARDINA
(valores nutricionales por 100 g de alimento)

Energía	128,21 kcal
Proteínas	17,67 g
Lípidos	6,39 g
Ácidos grasos saturados	2,25 g
Ácidos grasos monoinsaturados	1,58 g
Ácidos grasos poliinsaturados	1,91 g
Colesterol	89,9 mg
Vitamina D	11 mcg
Vitamina A	39,45 mcg
B_2 (riboflavina)	0,28 mg
B_3 (niacina)	6,55 mg
B_{12}	8,50 mcg
Potasio	369 mg
Fósforo	270 mg
Sodio	137 mg
Calcio	73,80 mg
Magnesio	28,05 mg
Hierro	2,05 mg

Fuente:
Tablas de composición de alimentos del CESNID
– McGraw Hill Interamericana

aprovechamiento de los nutrientes energéticos (hidratos de carbono, proteínas y lípidos) e intervienen en procesos como la formación de glóbulos rojos, la síntesis de material genético o la producción de hormonas sexuales.

Los minerales más abundantes son potasio, fósforo, sodio, calcio (sobre todo si se consume con espina), magnesio y hierro; todos ellos nutrientes importantes en épocas de sobreesfuerzo. El potasio participa en el funcionamiento del sistema nervioso y muscular, además de colaborar en la regulación del intercambio celular. El fósforo forma parte de huesos y dientes, e interviene en el sistema nervioso y en la actividad muscular, además de participar en procesos de obtención de energía.

El sodio regula la presión arterial y el volumen sanguíneo, es esencial para el funcionamiento de músculos y nervios, y también participa en la regulación del intercambio celular. El calcio es un mineral muy necesario para la coagulación sanguínea, la formación y el mantenimiento de huesos y dientes, participa en la transmisión del impulso nervioso y la contracción muscular, y estimula la secreción hormonal.

El magnesio se relaciona con el funcionamiento de nervios, músculos e intestinos, además de formar parte de huesos y dientes, y mejorar la inmunidad. El hierro, por su parte, es indispensable para la formación de la hemoglobina, una proteína que transporta el oxígeno de los pulmones a todas las células del cuerpo.

Conviene sobre todo si...

El pescado en general, y la sardina en particular, es un alimento muy nutritivo y recomendable en cualquier dieta equilibrada y cardiosaludable. Sus proteínas contienen todos los aminoácidos esenciales necesarios para un correcto desarrollo, crecimiento y mantenimiento corporal, y su perfil lípido es mucho más saludable que el de la carne, además de presentar importantes cantidades de vitaminas y minerales. Sin embargo, resulta especialmente recomendable en caso de:

⊙ **Enfermedades cardiovasculares:** Su alto contenido en omega-3 ayuda a disminuir los niveles de colesterol LDL y triglicéridos, y aumentar el HDL. Además, a partir de los ácidos grasos omega-3 se producen en el organismo unas moléculas llamadas «prostraglandinas» que tienen, entre otras, las siguientes propiedades: impiden la formación de sustancias inflamatorias, tienen acción vasodilatadora, inhiben la formación de coágulos o trombos, contribuyen a reducir los lípidos sanguíneos (colesterol y triglicéridos) y regulan la presión arterial, todo lo cual se traduce en una reducción del riesgo de aterosclerosis, trombosis e hipertensión. Para obtener dichos beneficios se aconseja consumir entre 2 y 3 gramos semanales de ácidos grasos omega-3, lo que corresponde a tomar pescado azul de dos a tres veces por semana.

⊙ **Niños, deportistas, embarazadas y mujeres en periodo de lactancia:** La sardina presenta más de un 50% de proteínas de alta calidad, por lo que resulta una opción excelente para aquellas personas con mayor demanda de proteínas, como los niños, embarazadas o deportistas. Además, sus ácidos grasos omega-3 desempeñan funciones significativas durante el embarazo, la lactancia y la infancia, porque forman parte de las membranas celulares, del sistema nervioso y de la retina. El feto necesita entre 50 y 60 mg/día de estos ácidos durante el tercer y último trimestre, periodo en el que se acumulan en los tejidos, en especial en el sistema nervioso. En la mujer embarazada, los omega-3 deben suponer hasta un 2% de la energía total de la dieta, el doble que en situación de no embarazo. Un estudio realizado por la Universidad Federal de São Paulo, Brasil, relaciona la ingesta de sardinas con la composición de la leche materna, llegando a la conclusión de que la ingesta de 100 gramos de sardinas 2 o 3 veces por semana contribuye al aumento de ácidos grasos omega-3 en la leche materna, lo cual tiene un efecto positivo en el desarrollo mental del lactante.

⊙ **Necesidades de calcio:** La sardina es una gran fuente de calcio porque este se acumula en su esqueleto, y la sardina pequeña, ya sea frita o enlatada, suele comerse con la espina. El calcio interviene en la formación de huesos y dientes, en la contracción de los músculos, en la transmisión del impulso nervioso y en la coagulación de la sangre. Si su proporción en la dieta es insuficiente y perdura en el tiempo, se puede producir la descalcificación de los huesos, lo que incrementa su fragilidad y, por tanto, el riesgo de fracturas y el desarrollo de osteoporosis. Además, si la falta de calcio tiene lugar durante la infancia o la adolescencia, el crecimiento óseo puede verse comprometido. El contenido de este mineral en una lata de sardinas es de unos 280 miligramos, algo superior al aportado por un vaso de leche de 200 mililitros. Por este motivo, la sardina supone una excelente fuente de calcio para quienes no toman suficientes lácteos, ya sea por intolerancia o porque, simplemente, no les gustan. La vitamina D presente en la sardina favorece la absorción de calcio y fosfato. También lo hace en el riñón, estimulando la reabsorción de calcio, por lo que contribuye a la mineralización de huesos y dientes.

◉ **Bocio:** Se trata de una enfermedad caracterizada por un crecimiento anormal de la glándula tiroides (situada en la parte baja del cuello) y causada habitualmente por un déficit de yodo en la dieta. La tiroides fabrica dos hormonas, la tiroxina y la triyodotironina, y para su síntesis el yodo resulta imprescindible. Este tiene, además, una importancia añadida durante el embarazo, al resultar imprescindible para el correcto funcionamiento de las hormonas tiroideas, que intervienen en el crecimiento del feto y el desarrollo de su cerebro, entre otras funciones. Por tanto, el déficit de yodo puede provocar retraso físico y mental en los recién nacidos y alteraciones del desarrollo en los niños de poca edad. La sardina en aceite aporta, aproximadamente, 35 mcg de yodo por cada 100 gramos, por lo que su consumo es muy recomendado. De todos modos, en las zonas donde hay carencia de yodo, o en etapas de mayor requerimiento de este mineral, además de consumir pescado y marisco, conviene sustituir la sal común por yodada, que compensa el déficit.

◉ **Prevención de enfermedades:** Las vitaminas A y E son de gran interés nutricional porque tienen acción antioxidante, es decir,

La sardina pertenece al grupo de los pescados azules, más activos que los blancos y, por tanto, provistos de una aleta caudal más potente y un mayor contenido graso, superior al 5%, frente al 1 o 2% de los pescados blancos. En este grupo encontramos el salmón, el boquerón, el atún, la caballa... Otro grupo es el de los llamados «pescados semigrasos», que contienen entre un 2 y un 5% de grasa, y que a menudo incluimos dentro del grupo de los pescados azules. Es el caso de la caballa, la lubina, la dorada, la musola, el emperador o el pez espada, etc. Entre los blancos tenemos la merluza, el rape, el bacalao, el lenguado o el rodaballo, por ejemplo.

constituyen un factor protector frente a ciertas enfermedades degenerativas, cardiovasculares y cáncer. Y la sardina presenta cantidades importantes, por lo que incluirla en la alimentación habitual ayuda también en este sentido.

- **Propiedades antiinflamatorias:** El consumo de pescado azul puede resultar beneficioso para aliviar los síntomas de enfermedades inflamatorias como la artritis reumatoide. A partir de los ácidos grasos omega-3, presentes en estos pescados, se forman unas sustancias de acción antiinflamatoria llamadas «prostaglandinas». Según algunos estudios, una dieta rica en ácidos grasos omega-3, principalmente EPA, y antioxidantes podría mitigar la inflamación.

- **Prevención de diabetes:** Un reciente estudio epidemiológico, publicado por autores canadienses y realizado en 41 países de los cinco continentes, demostró que la prevalencia de la obesidad y la diabetes mellitus tipo II es significativamente más alta en países con un consumo de pescados más bajo que en aquellos en los que se consume pescado de forma habitual.

No conviene si se padece...

- **Ácido úrico:** La hiperuricemia se da como consecuencia de un trastorno en el metabolismo de las purinas, componentes de las proteínas que en el organismo se transforman en ácido úrico. La acumulación de ácido úrico en sangre da lugar a la formación excesiva de sales de urato monosódico, unas sales cristalizadas que pueden depositarse en cartílagos, huesos y articulaciones, dañarlos y generar síntomas crónicos de artritis. Si la hiperuricemia persiste puede aparecer gota, una enfermedad que se caracteriza por la aparición de un intenso dolor que se inicia en el dedo gordo del pie y va subiendo por toda la pierna, aunque también puede afectar a codos y muñecas. Las personas que padecen hiperuricemia o gota han de limitar el consumo de alimentos con alto contenido en purinas, como es el caso de la sardina al ser un pescado azul.

- **Alergia al pescado:** El pescado, ya sea blanco o azul, es uno de los alimentos que más alergias provoca. En estos casos, la única solución es eliminar de la dieta los pescados, sus derivados y aquellos productos que puedan contener como ingrediente algún componente del pescado.

- **Hipertensión arterial:** Las personas con hipertensión o problemas de retención de líquidos pueden consumir pescado fresco, tanto azul como blanco, pero deben restringir el consumo de pescados o derivados cuyo proceso de elaboración requiera el empleo de sal. Por tanto, las conservas y semiconservas de pescado, el caviar y sucedáneos, y el pescado desecado, ahumado y salado deben controlarse. El consumo habitual de este tipo de productos supone un aporte excesivo de sodio y la OMS (Organización Mundial de la Salud) aconseja no sobrepasar los 5-6 gramos diarios.

Consejos de compra y conservación

COMPRA

La sardina se comercializa de diferentes formas, aunque las más comunes son frescas o en conserva. Si es fresca deberemos asegurarnos de que lo es, para lo cual hay que fijarse en ciertas características: la carne debe ser firme y tersa, y los ojos no deben estar hundidos, sino brillar, así como tener un olor marino poco intenso. En el caso de escoger sardina en conserva, la lata no puede estar abollada, abombada u oxidada.

CONSERVACIÓN

Para una correcta conservación es importante limpiar, lavar y quitar las vísceras a la sardina. Si no se cocina de manera inmediata, se aconseja reservar en una fuente o plato limpio con un trapo ligeramente humedecido; de esta manera se evitan las posibles alteraciones por contacto del oxígeno con las bacterias de otros alimentos (sobre todo crudos) y la transmisión del olor al resto de la nevera.

También puede guardarse en un recipiente hermético y colocarse en la parte más fría del frigorífico, conservándose un máximo de dos días.

Cómo incorporarla a una dieta sana

La sardina se presta a una gran variedad de preparaciones culinarias, pero en función de su tamaño resultará más conveniente para unas u otras. Las de menor tamaño son más adecuadas para rebozados, fritos o al ajillo. Las más grandes, en cambio, quedan deliciosas a la brasa, a la plancha o al horno.

También pueden prepararse en escabeche y como base de guisos marineros. Las sardinas en conserva se pueden consumir en bocadillo o como ingrediente de ensaladas, tortillas, etc. En cuanto a las sardinas saladas, debido a su fuerte sabor, se suelen consumir junto con aceite de oliva para suavizarlas.

No todos los azules...

El consumo de pescado es saludable y debe formar parte de una dieta equilibrada, sin embargo, en lo que a pescados azules se refiere, es mejor escoger especies menos proclives a la contaminación con mercurio, especialmente peces de talla pequeña y no predadores, como es el caso de la sardina o el boquerón. Por el contrario, en los adultos sanos debería limitarse a una vez por semana el consumo de peces grandes y predadores como el atún rojo, el pez espada, el lucio, el emperador o la tintoreta, que pueden contener altos niveles de este metal. En el caso de las mujeres embarazadas, no exceder un consumo de dos raciones al mes, y evitarlo totalmente en los niños menores de tres años.

¿COCINAR SARDINAS SIN OLORES?

El gran inconveniente de consumir sardina es el olor que desprende al cocinarla, pero podemos utilizar algún truco para evitar el molesto olor. Hervir agua con café en un cuenco quita el olor rápidamente y deja un aroma a café muy agradable. Si se prefieren olores más frescos, puede ponerse en una sartén o en una olla pequeña un limón entero y cocerlo a fuego muy lento para que no se queme. O bien pueden encenderse unas velas aromáticas en la cocina mientras se está cocinando. Otras opciones son cocinarlas al horno; para ello precalentaremos el horno a temperatura media antes de cocinarlas y las envolveremos bien en papel de aluminio. En unos diez minutos estarán listas con todo el sabor y sin olores. Por último, también podemos cocinarlas al microondas: a temperatura máxima; son suficientes un par de minutos para disfrutar de un plato sabroso y nutritivo.

Curiosidades

- El nombre de este pescado se debe a que fue una especie muy abundante en las costas de Sardina, la actual isla de Cerdeña.

- En las sardinas frescas el contenido graso puede variar considerablemente, en función de la época de su captura y del ciclo biológico en el que se encuentre, presentando el menor contenido en el momento del desove. En cambio, en verano la sardina se sobrealimenta debido al abundante plancton, engordando y acumulando mayor tejido graso.

- «Sardine run»: Entre junio y julio se produce una gran migración de bancos de sardinas en la costa este de Sudáfrica, formando bancos que llegan a alcanzar 1,5 km de longitud en su ruta y que un sinfín de depredadores (delfines, tiburones, focas, atunes...) persiguen sin tregua. Este fenómeno se denomina «Sardine run» y se considera una de las mejores inmersiones para buceadores experimentados.

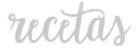

recetas

Sardinas asadas con patatas ≈ 4 personas ≈

24 sardinas
4 patatas
1 hogaza de pan pequeña
1 cabeza de ajos + 1 ajo

24 ajos frescos
Aceite de oliva virgen extra
Sal
Perejil

1. CORTA cuatro trozos de papel de aluminio.

2. Corta las patatas por la mitad, sazónalas y vuelve a cerrarlas.

3. Colócalas encima de los trozos de papel de aluminio y riégalas con un chorrito de aceite.

4. Envuelve cada una con su papel de aluminio y ponlas en la barbacoa durante 1 hora. Cocina la cabeza de ajos también en la barbacoa.

5. Pela el diente de ajo reservado, pícalo y colócalo en el vaso de la batidora.

6. Añade unas hojas de perejil (10 gramos) y un buen chorro de aceite de oliva y tritura.

7. Corta el pan en rebanadas y tuéstalas en la barbacoa.

8. Unta con el aceite de perejil.

9. Retira la parte inferior y superior de los tallos de los ajos frescos.

10. Retírales la primera capa, sazona y cocínalos a la barbacoa (4-5 minutos por cada lado).

11. Sazona y rocía con una gotita de aceite.

12. Retira las escamas de las sardinas con la mano.

13. Sazona y ásalas a la barbacoa.

14. Sirve las sardinas con las patatas, los ajos y las tostadas de pan.

15. Rocía las patatas con el aceite de perejil.

Consejo: El pescado azul se deteriora con facilidad, así que cuando vayáis a cocinar sardinas es importante asegurarse de que llevan poco tiempo fuera del mar.

Sardinas con pisto ≈ 4 personas ≈

600 g de sardinas
100 g de cebolleta fresca
100 g de calabacín
50 g de pimiento verde
2 dientes de ajo

1 tomate maduro carnoso
30 ml de aceite de oliva
10 g de azúcar
Perejil fresco
Una pizca de sal

1. PELAMOS la cebolleta, el pimiento verde, el calabacín y los dientes de ajo.

2. Troceamos las hortalizas en cuadraditos para pisto y las salteamos en una sartén con un poco de aceite de oliva y sal.

3. Una vez sofritas las verduras (durante 15 minutos), cuando hayan perdido la dureza, añadimos el tomate pelado y despepitado (solo la pulpa troceada) y terminamos de cocinar el pisto durante 15 minutos más.

3. Ponemos a punto de sal y azúcar, y reservamos en un lugar templado.

4. Limpiamos y preparamos las sardinas limpias de tripas, espinas y cabeza, ligeramente sazonadas.

5. Las cocinamos en una sartén con tapa, a fuego suave durante 5 minutos, o hasta que las sardinas estén hechas.

6. Servimos al instante las sardinas en la sartén, acompañadas del pisto de hortalizas y un poco de perejil espolvoreado por encima.

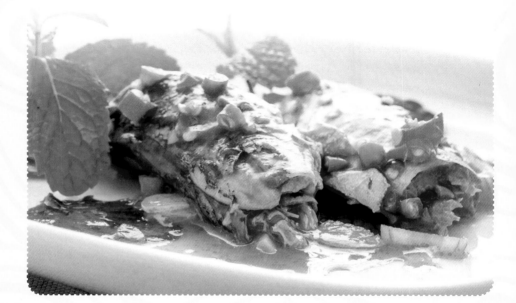

Tomates rellenos de pasta y sardinas ≈ 2 personas ≈

2-4 tomates
100 g de pasta pequeña
4-6 sardinas
Un trozo de queso Emmenthal
Aceite de oliva
Sal
Pimienta
Albahaca

Para la salsa de mostaza:
1 cebolla
1 ajo
1 vaso de vino blanco
1 vaso de caldo
½ vaso de crema fresca
2 cucharadas de mostaza a la antigua
Aceite de oliva
Pimienta
Perejil picado
Sal

1. VACÍA los tomates y ponlos en una fuente apta para el horno (reserva la pulpa del interior).

2. Salpimiéntalos, mójalos con aceite de oliva y hornéalos, con el horno previamente caliente a 250 ºC, durante 5-8 minutos.

3. Pica finamente la cebolla y el ajo, y pocha todo en una cazuela con un chorro de aceite de oliva. Vierte el vino blanco y el caldo, dejando que se reduzca casi completamente.

4. Añade la parte interior de los tomates.

5. Agrega la mostaza y la crema fresca. Salpimienta y deja que se cocine.

6. Mientras, cuece la pasta en una cazuela con agua hirviendo durante 2-3 minutos.

7. Añádela a la salsa y deja que se termine de hacer ahí.

8. Limpia las sardinas y retírales las espinas.

9. Pícalas, sazónalas y añádelas a la pasta.

10. Espolvorea con perejil picado.

11. Rellena los tomates con la pasta.

12. Ralla un poco de queso por encima y hornea a 250 ºC durante 2-3 minutos.

13. Decora con unas hojas de albahaca y sirve enseguida.

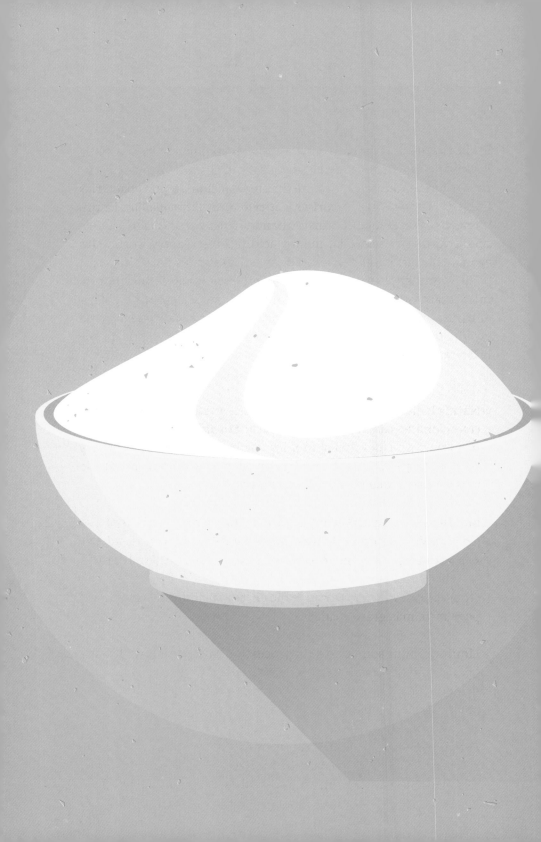

yogur

Estamos ante un alimento cuya riqueza nutricional lo hace aconsejable para todas las edades. Se trata de leche coagulada que se obtiene por fermentación láctica, mediante la acción de unas bacterias llamadas *Lactobacillus bulgaricus* y *Streptococcus thermophillus*. La primera acidifica el medio transformando la lactosa en ácido láctico, mientras que la segunda, menos acidificante, elabora sustancias aromáticas que confieren al producto sus restantes propiedades.

El yogur final debe contener un mínimo de cien millones de microorganismos vivos por gramo; de ahí que sea considerado un alimento «probiótico»: sus fermentos vivos son capaces de sobrevivir y colonizar el intestino de quien lo ingiere, mejorando así su balance intestinal microbiano.

Tipos

◉ **Natural:** Elaborado a base de leches fermentadas por las bacterias tradicionales *Lactobacillus bulgaricus* y *Streptococcus thermophillus*, puede ser entero o desnatado, los cuales aportan unas 85 kcal y 40 kcal, respectivamente. Es digestivo y poco calórico, aunque la versión desnatada siempre aporta menos grasa.

◉ **Bio:** Tiene las mismas bacterias que el natural y otra más: el *Bifidobacterium bifidus*. Protege la flora intestinal, aumenta su capacidad defensiva y evita el estreñimiento. Es más cremoso y calórico que el natural.

◉ **Griego:** Obtenido a partir de leche entera enriquecida con nata y, por tanto, más graso y calórico.

◉ **Líquido:** Yogur sometido a un proceso de batido, que resulta una opción práctica pensada para niños y deportistas. Suele elaborarse a partir de leche entera y azucarada, si bien hoy día hay versiones desnatadas y sin azúcar.

◉ **Funcional:** Aquel que incorpora sustancias y nutrientes que lo hacen adecuado en determinadas situaciones (colesterol, para reforzar los huesos, para un aporte extra de proteínas o fibra...)

Aporte nutricional

El yogur, si está elaborado con leche entera, solo aporta unas 85 kcal por unidad. Al igual que la leche y sus derivados contiene proteínas, hidratos de carbono y vitaminas, especialmente A, D y B (entre estas últimas destaca el ácido fólico, de especial interés durante el embarazo). Sin embargo, su composición nutritiva difiere de la leche de la que procede, sobre todo por la fermentación láctea y porque, en muchos casos, se añaden otros ingredientes como frutas, nata, azúcar...

El proceso de fermentación produce cambios, sobre todo en los hidratos de carbono de la leche, porque las bacterias toman la lactosa y la convierten en ácido láctico, que transforma el yogur en un alimento más digerible y de calcio más asimilable.

TABLA DE COMPOSICIÓN DEL YOGUR
(Valores nutricionales por 100 g de alimento)

Energía	56,98 kcal
Proteínas	3,74 g
Lípidos	2,69 g
Ácidos grasos saturados	1,66 g
Colesterol	11,60 mg
Hidratos de carbono	4,45 g
Vitamina A	26,97 mcg
Retinoides totales	24,30 mcg
B9 (Ácido fólico)	3,57 mcg
Vitamina D	60 mcg
Calcio	136,63 mg
Fósforo	95 mg
Potasio	180,82 mg
Magnesio	15,98 mg

Fuente:

Tablas de composición de alimentos del CESNID

– McGraw Hill Interamericana y Tratado de nutrición

– Editorial Médica Panamericana

Alimento probiótico

El yogur es un alimento «vivo» porque está fermentado por unas bacterias que se mantienen vivas en ese medio durante un tiempo. El principal beneficio del yogur se encuentra a nivel intestinal y gracias a dichas bacterias.

Estos microorganismos vivos lo convierten en un alimento probiótico, por lo que contribuye activamente en la regeneración y el equilibrio de la flora bacteriana; previene y trata las diarreas; combate el estreñimiento; facilita la digestión de la lactosa (altamente recomendable si padeces intolerancia a la lactosa), y estimula el sistema inmunitario.

Las propiedades del alimento probiótico se mantendrán siempre que conservemos el yogur en frío hasta poco antes de su consumo y no lo sometamos a ninguna acción térmica ni lo mezclemos con alimentos calientes. En ese caso, las bacterias morirían y no obtendríamos su efecto beneficioso.

Fuente de proteínas...

En su composición destaca el aporte de proteínas de alto valor biológico, que se asimilan y digieren mejor que las de la leche. Entre las principales funciones de las proteínas está la estructural, ya que son el principal componente del tejido conjuntivo (colágeno y elastina), cartilaginoso y óseo, proporcionando fuerza, elasticidad y protección a la piel y al organismo en general. Aunque no suele darse la deficiencia de proteínas, en caso de que exista, las consecuencias son anormalidades en el crecimiento y desarrollo de los tejidos, y alteraciones y debilidad del cabello, las uñas, la piel y el tono muscular.

Y calcio...

Mineral básico para el crecimiento y fortalecimiento de los huesos, cuando se encuentra en un medio ácido (producido por la fermentación) provoca que calcio, magnesio y fósforo sean mejor absorbidos.

Obtener el calcio necesario a través de la dieta es clave para mantener en buenas condiciones huesos, dientes y la salud en general. En realidad, el cuidado de los huesos debe empezar con una ingesta adecuada de calcio desde la infancia, adolescencia e inicio de la edad adulta, para poder alcanzar el pico de masa ósea ideal.

Porque, aunque debamos seguir aportándolo a lo largo de la vida, cuanta más masa ósea se logre obtener en la juventud, mayor será la reserva para el futuro y mejor se podrán contrarrestar las pérdidas naturales de este mineral.

Además, este micronutriente es fundamental en la contracción de los músculos, la transmisión del impulso nervioso y la coagulación de la sangre. Su requerimiento medio se encuentra en torno a los 900 miligramos al día, sin embargo, en la etapa de crecimiento, así como en el embarazo y la lactancia, sus necesidades aumentan a 1.200-1.500 miligramos al día. Asimismo, las mujeres a partir de la menopausia, cuando debido al déficit hormonal las pérdidas de este micronutriente se incrementan, también necesitan aumentar su aporte (1.200 mg/día) para frenar la progresiva merma de masa ósea que conduce irremediablemente a la osteoporosis. Y la mejor fuente es la leche y sus derivados.

Un estudio sobre el yogur publicado en la revista *Archives of Osteoporosis* sobre su capacidad para fortalecer los huesos, demostró que la leche y el yogur son las mejores opciones lácteas para aumentar la densidad mineral ósea en la cadera. Con todo, también aportan una buena cantidad de calcio los pescados con espinas como las sardinas o los boquerones, y aunque el aprovechamiento del mineral no es tan eficaz, también los frutos secos, las legumbres y las hortalizas de hoja verde.

Conviene sobre todo para...

- **Reforzar músculos y huesos:** Su gran contenido en calcio y fósforo, y su excelente absorción contribuyen a una buena mineralización del hueso y ayudan a prevenir la osteoporosis (una de las principales dolencias asociadas a la menopausia). Sus proteínas de alta calidad favorecen el mantenimiento de los músculos.

- **Regular el funcionamiento del intestino:** Regenera y equilibra la flora intestinal, y combate el estreñimiento y la diarrea. De ahí que su ingesta diaria resulte especialmente recomendable después de haber seguido un tratamiento con antibióticos.

- **La salud de la mujer:** Durante el embarazo ayuda a disminuir los problemas digestivos y cubrir las necesidades extra de calcio en esta etapa y en la lactancia. En la menopausia también resulta interesante su consumo para prevenir la osteoporosis.

⊚ **Activar las defensas y proteger frente al cáncer:** Según investigaciones del Instituto de Nutrición y Bromatología del CSIC (Consejo Superior de Investigaciones Científicas), el yogur aumenta la respuesta del sistema inmunitario frente a las enfermedades, activando algunas sustancias que participan en los mecanismos de defensa (anticuerpos, macrófagos, interferón, citoquinas...). Ciertas cepas de las bacterias presentes en los yogures son capaces de inhibir los agentes químicos carcinogénicos, para lo cual es necesario el consumo de dos yogures diarios. Otros estudios también relacionan una menor incidencia del cáncer de mama y de colon con una dieta más rica en yogur y fibra, y menor en grasas.

⊚ **Ser un buen aliado de dietas adelgazantes**: Un yogur elaborado a partir de leche entera aporta unas 85 kcal, mientras que si es semi o desnatada el aporte energético es mucho menor (49 kcal). Un estudio de la Universidad de Navarra realizado durante más de seis años a 8.516 personas y publicado en la revista *Nutrition, Metabolism and Cardiovascular Diseases*, concluye que el consumo de, al menos, siete yogures semanales contribuye a un menor riesgo de padecer sobrepeso y se asocia a un patrón global de alimentación saludable.

⊚ **Favorecer la digestión:** El consumo de yogur reduce la acidez gástrica y alivia el ardor de estómago. Por otro lado, su digestión es más sencilla que la de la leche porque su proteína (caseína) es parcialmente digerida por las bacterias lácticas.

⊚ **Estómagos delicados:** Como se asimila fácilmente y se digiere con el doble de rapidez que la leche, resulta adecuado para estómagos delicados o tras haber sufrido una gastroenteritis.

⊚ **Intolerancia a la lactosa:** Las personas que tienen una intolerancia no severa a la lactosa, suelen tolerar bien el yogur porque la mayoría de esta se convierte en ácido láctico gracias a las bacterias que contiene.

◉ **En la diabetes**: Un trabajo publicado en la revista *BioMed Journal* distingue el yogur como un lácteo capaz de disminuir la probabilidad de padecer esta enfermedad, debido a sus bacterias probióticas. Investigaciones previas habían atribuido al calcio, al magnesio o a los ácidos grasos esta reducción, pero el nuevo estudio demuestra que son las bacterias probióticas que se encuentran en el yogur las que mejoran los perfiles de grasa y el estado antioxidante en las personas con diabetes tipo II. En este trabajo se afirma, eso sí, que hacen falta más ensayos clínicos.

No conviene si...

◉ En caso de intolerancia a la lactosa severa y/o alergia a las proteínas de la leche.

NO CONFUNDAS EL YOGUR CON EL POSTRE LÁCTEO

Hay productos que, aunque se denominan «yogures», no se conservan en frío sino a temperatura ambiente. En este caso se trataría de «postres lácteos» (el término «yogur» solo puede aplicarse a aquellos alimentos que contienen bacterias vivas), que han sufrido un proceso térmico después de la fermentación y, por tanto, no contienen microorganismos vivos. Esto significa que no pueden considerarse probióticos ni atribuírseles las mismas propiedades saludables.

Consejos de compra y conservación

COMPRA

A la hora de comprar yogures, es probable que necesitemos detenernos un rato frente al frigorífico del supermercado porque cada vez son más las variedades que la industria ofrece de este alimento. La realidad, a día de hoy, es que existe un yogur para cada gusto y necesidad, y si lleva otros ingredientes (fruta, cereales, azúcares, edulcorantes, nata, etc.), se le añaden otras propiedades que pueden hacerlo menos saludable.

Por ejemplo, si seguimos una dieta de pérdida de peso o tenemos un colesterol elevado, será mejor optar por la versión desnatada y sin azúcar añadido, pues la grasa del yogur es mayoritariamente saturada. Hay que tener en cuenta, eso sí, que al perder la grasa también pierde vitamina D, responsable de favorecer la asimilación de calcio en los huesos.

CONSERVACIÓN

Es importante fijarnos en la fecha de consumo preferente, para asegurarnos de que sus características organolépticas (sabor, textura y acidez) están en las mismas condiciones que en el momento de su elaboración.

Después de esta fecha también habrá disminuido sensiblemente la cantidad de microorganismos activos en el yogur. Lo que está demostrado es que tomar un yogur caducado, siempre y cuando el envase no presente desperfectos, no tiene por qué perjudicarnos; simplemente estará más ácido y perderá parte de sus propiedades saludables debido a la pérdida de microorganismos.

Al abrirlo, es fácil observar signos de frescura, como que el suero no sea demasiado abundante y la textura y consistencia sean las adecuadas. Siempre conservaremos el yogur en la nevera (por debajo de 4 °C), ya que así aseguramos el mantenimiento de las bacterias vivas y su óptima conservación.

Cómo incorporarlo a una dieta sana

Se aconseja tomar de dos a cuatro raciones de lácteos al día para cubrir las necesidades de calcio. Si nuestra única fuente de este mineral fuera el yogur, podríamos tomar de cuatro a seis al día, aunque lo mejor es seguir una dieta variada. No hay una dosis máxima permitida, pero su consumo no debería sustituir al de otros alimentos imprescindibles de la dieta, como por ejemplo, la fruta.

Una ración de lácteos equivale a: 200 ml de leche, 2 yogures, 120 g de queso fresco o requesón, 100 g de queso tierno, 40-50 g de queso semicurado o 20-30 g de queso curado. Así, se estima recomendable tomar uno o dos yogures al día por sus efectos preventivos dentro del marco de una dieta equilibrada.

El yogur es un alimento que normalmente tomamos tal y como lo adquirimos, ya sea al desayunar, como postre o tentempié, pero también presenta un lado versátil que permite combinarlo de muchas maneras: para elaborar postres (batidos, bizcochos...), desayunos (mezclado con frutas, frutos secos y frutas desecadas, cereales...), y para preparar salsas y aliños (sobre todo para aderezar ensaladas). Es un recurso saludable en la cocina, ya que si en vez de añadir nata líquida en las recetas incorporamos yogur, reduciremos considerablemente el número de calorías y estas serán, además, más sanas.

MEJOR EN AYUNAS

Hay que tener en cuenta que, aunque puede tomarse a cualquier hora, resulta más eficaz hacerlo en ayunas porque alcanza con más facilidad la flora intestinal y la prepara para recibir los alimentos. Por tanto, es particularmente saludable si se toma en el desayuno, aunque cualquier hora del día es buena para beneficiarnos de su toma. Además, puede combinarse con muchos alimentos, a los que otorga mayor digestibilidad y un particular sabor.

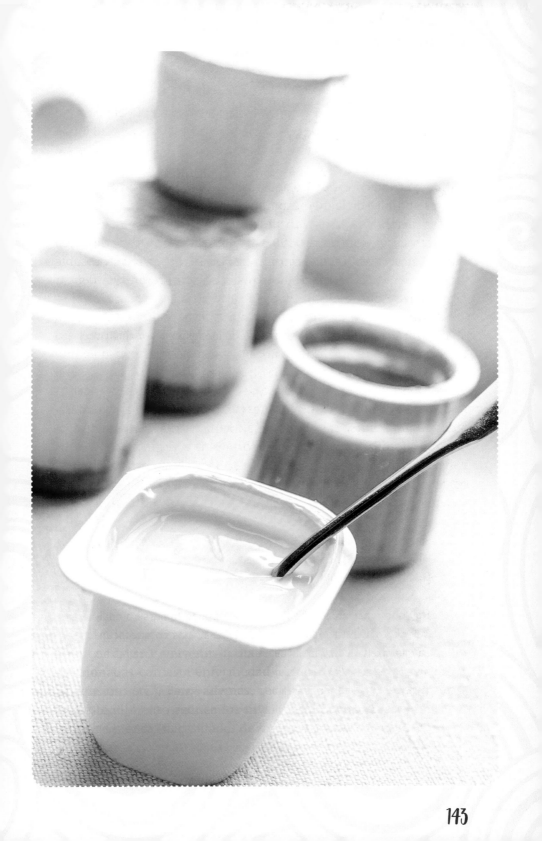

recetas

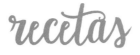

Lassi tradicional (ingredientes ≈ 4 personas ≈

2 yogures naturales
250 ml de zumo de frutas
2 plátanos

Una pizca de canela o nuez moscada
Miel o azúcar moreno

1. ESTA bebida refrescante hecha a base de yogur y fruta es muy apreciada en la India.

2. Se vierten todos los ingredientes en la batidora a velocidad media para que se mezclen bien y adquieran una consistencia cremosa.

3. Se endulza al gusto.

4. Puede reservarse en la nevera hasta el momento de su consumo.

Espárragos al yogur ≈ 4 personas ≈

2 yogures naturales
1 kg de espárragos
125 g de pan rallado

80 g de mantequilla
1 cucharada de pimentón dulce
Pimienta
Sal

1. CALENTAMOS una olla con agua y sal y, cuando rompa a hervir, añadimos los espárragos pelados y atados en manojos (de un grosor similar).

2. Dejamos cocer 20 minutos.

3. En una sartén añadimos el pan rallado y lo doramos con la mantequilla, removiendo para que no se queme.

4. Cubrimos el fondo de una bandeja con la mitad del pan frito y, sobre este, distribuimos los espárragos, bien escurridos y desatados.

5. Mezclamos los yogures y el pimentón, añadimos sal y pimienta, e incorporamos sobre los espárragos.

6. Para acabar lo cubrimos con el resto del pan frito y lo horneamos.

Bizcocho de yogur ≈ 4 personas ≈

3 huevos
1 yogur natural
1 vaso de yogur de aceite
2 vasos de yogur de azúcar

1 sobre de levadura
2 vasos de yogur de harina
1 limón

1. PRECALENTAMOS el horno a 180 ºC y, mientras, batimos los huevos junto con el azúcar, hasta lograr una mezcla de color blanco.

2. Añadimos el yogur y lo volvemos a batir todo bien (con batidora si se prefiere). Añadimos el aceite y lo volvemos a batir.

3. Después añadimos la levadura, lo batimos de nuevo y rallamos el limón por encima.

4. A continuación, cortamos el limón por la mitad y lo exprimimos.

5. Por último, agregamos la harina, poco a poco y sin dejar de batir, hasta que se forme una masa cremosa y bien fusionada.

6. Engrasamos el molde, vertemos la masa y lo horneamos durante unos 40 minutos.

7. Al cabo de media hora lo pinchamos para comprobar que está listo y lo sacamos del horno.

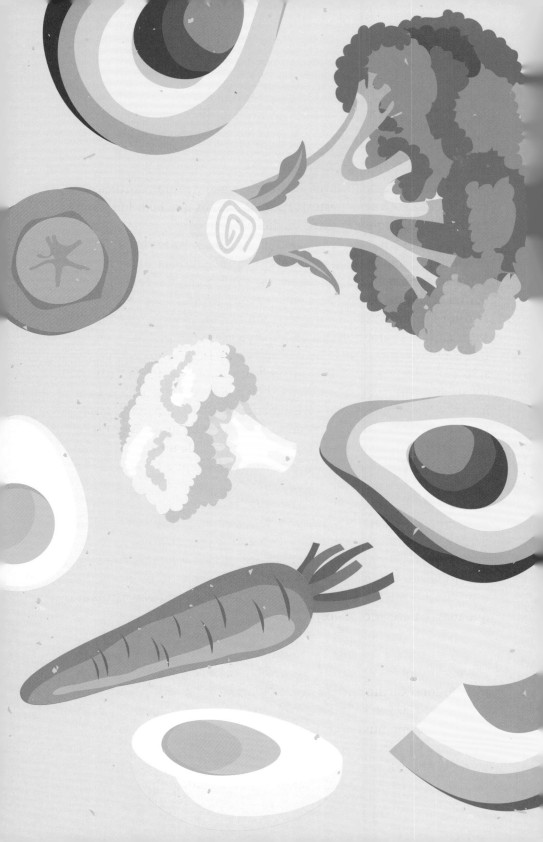

Otros superalimentos
que también son súper

La lista podría ser más larga, pero no hemos podido resistirnos a dedicarles unas líneas a estos cuatro alimentos que bien hubieran merecido estar también entre los diez primeros.

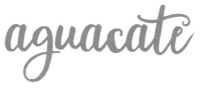

aguacate

Destaca por su valor nutritivo, notablemente distinto al resto de las frutas que solemos tomar. Un aguacate aporta 200-400 kcal, según su peso, por lo que ya de entrada es fácil comprobar que es denso y consistente. Además, su aporte de agua es del 70% frente al 85% de la naranja, por ejemplo, de ahí su apariencia más compacta. Comparándolo de nuevo con esta fruta, su porcentaje de grasa (23-24%) es casi cien veces mayor, razón por la que se trata de un alimento tan energético. Ahora bien, la grasa del aguacate tiene sus ventajas; la más destacable es su alto contenido en ácido oleico (el mismo que el aceite de oliva), excelente para conservar la salud cardiovascular.

La fibra es otra de sus propiedades, pues aumenta la sensación de saciedad que proporciona y ayuda al tránsito intestinal. Asimismo, es rico en vitaminas A, C y E (antioxidantes que retrasan el envejecimiento), ácido fólico y vitamina B_6 (importante para el buen funcionamiento del sistema nervioso y muy indicada en mujeres que toman anticonceptivos).

Se aconseja especialmente para...

- **Problemas cardiovasculares:** Por su gran aporte de ácido oleico.
- **Inapetencia:** Por ser blando, versátil y carente de acidez, puede tomarse como puré o tropezón.
- **Dieta vegetariana:** Su densidad energética y nutritiva es muy alta.
- **Convalecencia:** Agradable al paladar, blando y muy nutritivo.
- **Embarazo:** Rico en fibra, vitaminas y ácido fólico.

Ensalada de aguacate con salmón ≈ 4 personas ≈

Canónigos
1 aguacate
1 pepino
100 g de salmón ahumado

Semillas de sésamo
1 lima
Aceite de oliva
Sal

1. TROCEA el aguacate y el pepino a láminas.

2. Rocía con un poco de limón y reserva.

3. Lava los canónigos y ponlos en un bol.

4. Añade el aguacate y el pepino, y el salmón cortadito a trozos.

5. Pasa las semillas de sésamo por la sartén hasta que se doren.

6. Aliña con el zumo de lima, un chorro de aceite de oliva y sal al gusto, y al final añade las semillas de sésamo.

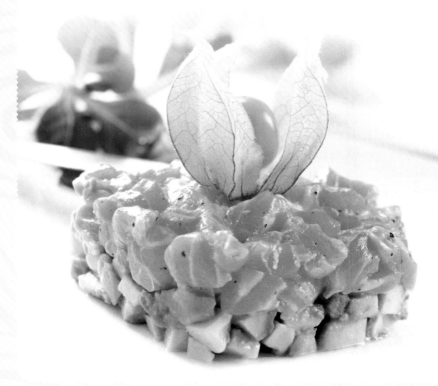

brécol

El brécol, muy rico en vitaminas y minerales, presenta los mismos componentes que el resto de la familia (las crucíferas), pero de manera más concentrada. Un componente del brécol en particular, el sulforaneno, es un tipo de isotiocianato (derivado de los glucosinolatos) capaz de inhibir la acción de los agentes cancerígenos estimulando las «enzimas fase 2», uno de los sistemas desintoxicantes del cuerpo. Las propiedades anticancerígenas del sulforafeno podrían explicar la vinculación entre la ingesta regular de hortalizas crucíferas como el brécol con una menor incidencia de cáncer (en particular cáncer de colon, estómago, mama, pulmón y riñones).

El brécol también es una buena fuente de fibra, yodo (esencial para la salud del recién nacido), selenio y antioxidantes. Las coles en general, y el brécol en particular, son ricos en vitamina C y hierro, y contienen poco sodio y mucho potasio, por lo que se indican en caso de hipertensión. También contiene betacaroteno, ácido fólico (con propiedades antianémicas, aunque destaca por prevenir la espina bífida) y vitamina E.

Cuando el brécol se corta o mastica, las paredes de sus células liberan la enzima mirosinasa, que transforma los glucosinolatos en sulforafeno. Conviene hervir o cocinar al baño maría el brécol durante pocos minutos, para preservar su contenido vitamínico de sulforafeno.

Salvo si se padece hipotiroidismo, es aconsejable el consumo de crucíferas, crudas o ligeramente cocidas, dos o tres veces por semana.

Una porción mediana de brécol (dos ramas) pesa 90 gramos y se puede comer crudo, en ensaladas o para acompañar salsas o pastas untables (tipo hummus, de queso...). También se puede freír, preparar en sopa, en salsas para pastas o como guarnición.

Noodles con brécol y pollo ≈ 4 personas ≈

250 g de noodles
1 pechuga de pollo cortada en filetes
1 brécol
Salsa soja

1. HERVIMOS los arbolitos de brécol durante 5 minutos y los enfriamos en agua con hielo para cortar la cocción y que adquieran un bonito color verde.

2. Mientras, cortamos la pechuga de pollo a tiras y las salteamos con aceite de oliva.

3. Cuando se doren, añadimos un chorrito de salsa de soja y salteamos a fuego vivo.

4. Añadimos los arbolitos de brécol.

5. Mientras vamos cociendo los noodles con abundante agua y un puñadito de sal.

6. Escurrimos cuando estén al punto de cocción.

7. Servimos en una fuente colocando sobre ellos bien repartida la mezcla de pollo y brécol.

8. Servimos bien caliente.

9. Podemos añadir unas almendras laminadas al final, o rallar un poco de parmesano.

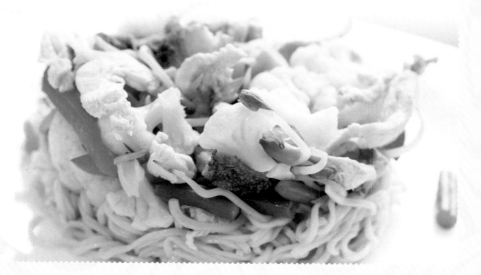

huevo

Estamos ante un alimento de gran valor nutricional, en buena parte debido a su alto contenido en proteínas de calidad, tanto por su perfil de aminoácidos esenciales como por su digestibilidad. Una calidad, para hacernos una idea, que supera a la del pescado y la carne, por lo que puede afirmarse que dos huevos sustituyen perfectamente a un filete de ternera o de atún.

El huevo es un alimento ligero que puede incluirse en dietas bajas en calorías, pues las grasas que contiene se encuentran solo en la yema y representan un 11% de su peso. Si a ello añadimos su elevado contenido en agua (75% de su peso), es fácil entender que tenga un aporte calórico bajo (150 calorías por 100 gramos, lo que equivale a dos huevos medianos sin cáscara). En el caso del huevo, como en muchos otros alimentos, el valor calórico variará mucho en función de cómo se cocine.

En cuanto a vitaminas, destaca su aporte en A, D, B_{12}, B_2 y ácido fólico. Respecto a los minerales destacan el hierro, fósforo, zinc, selenio y sodio (se trata de uno de los alimentos más ricos en este mineral).

¿Colesterol?

En el huevo los nutrientes se reparten de forma desigual entre la clara y la yema. La primera está formada por agua y proteínas, mientras que la segunda es la que aglutina la vitamina A, así como proteínas, hierro y otros minerales, y cantidades medias de otras vitaminas.

El único «pero» de este alimento, y que de alguna manera ha hecho que muchos lo destierren de su dieta, es el colesterol, un lípido que se encuentra en su yema. Por término medio, dos huevos proporcionan unos 400 mg, cuando las recomendaciones actuales aconsejan no superar los 300 mg diarios. Sin embargo, según varios estudios publicados en la revista *American Journal of Clinical Nutrition*, la ingesta de huevos no eleva de forma relevante el colesterol sanguíneo. De hecho, el propio huevo contiene unas sustancias que bloquean la entrada de buena parte de su colesterol en el organismo humano, por lo que su absorción no es total. Es, por tanto, un alimento que puede formar parte de una alimentación saludable siguiendo un patrón de dieta sana. Para reducir y prevenir el colesterol es más efectivo moderar el consumo de grasas saturadas (bollería industrial, embutidos, carnes rojas, lácteos enteros...) que de huevos. Con todo, no debe interpretarse que «cuanto más huevo, mejor», ya que una alimentación saludable no se mide por un solo alimento, como ya hemos señalado, sino por la dieta en su conjunto.

Así, dependiendo del grupo de población, se aconseja tomar:
- 3-4 huevos semanales en el caso de enfermedades cardiovasculares, colesterol elevado, diabetes o historial familiar con aterosclerosis prematura. Esta recomendación también se aplica a los niños.
- 7 huevos semanales en personas sanas (preferentemente un máximo de dos al día). Aunque la ración habitual es de 3-4 a la semana. La clara no contiene colesterol y sí podría tomarse a diario en estos casos; algo que también es extensivo a personas diabéticas, con problemas circulatorios, obesidad y dolencias hepáticas. Además, habrá que vigilar sobre todo en estos casos cómo se prepara, lo que incluyen los huevos que puedan encontrarse en elaboraciones como flanes, pasteles, salsas...

Cocido o pasado por agua, conserva mejor sus propiedades y aporta menos grasas. Si se cocina frito hay que tener en cuenta que se enriquece con el aceite de la fritura y resulta más calórico y difícil de digerir, algo que también sucede si se hace en tortilla, aunque puede prepararse una versión más ligera con poco aceite y más clara que yema.

Especialmente aconsejable para incluir en la dieta de...
- Adolescentes.
- Mujeres embarazadas.
- Personas con anemia.
- Sus generosas dosis de vitamina A resultan ideales para conservar la piel y la vista en buen estado.

Huevos rellenos de atún ≈ 4 personas ≈

4 huevos grandes
2 latas de atún en aceite de oliva
1 cucharada de mayonesa ligera

2 pimientos morrones
Sal

1. COCEMOS los huevos en un cazo con agua.

2. Al cabo de unos 10 minutos, cuando estén cocidos, se introducen en un recipiente con agua fría y se dejan enfriar.

3. Los pelamos y partimos por la mitad.

4. Retiramos las yemas, las ponemos en un bol y las machacamos con un tenedor.

5. Añadimos el atún escurrido y lo mezclamos, así como la cucharada de mayonesa y una pizca de sal.

6. Mezclamos bien y, con esta mezcla, rellenamos las mitades de claras.

7. Sobre cada uno añadimos una tira de pimiento morrón.

8. Reservamos en la nevera hasta el momento de servir.

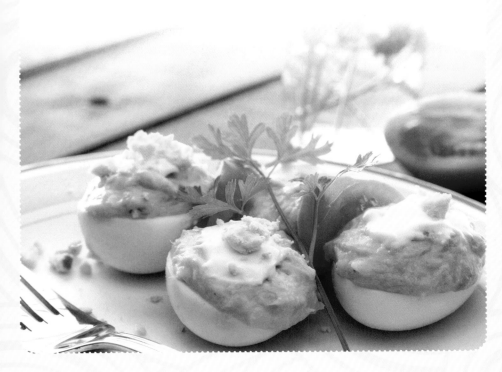

zanahoria

Esta raíz de color anaranjado es uno de los vegetales más valiosos de nuestra despensa y, por fortuna, podemos encontrarla en el mercado durante todo el año y a un precio asequible.

Buena parte de su popularidad se debe a que su consumo se ha asociado al bronceado. Comer zanahorias favorece las tonalidades cutáneas más oscuras y ofrece una mayor protección frente al sol, algo que debe a su gran riqueza en betacaroteno (o provitamina A), responsable de su color, que también le confiere otras propiedades destacables como contribuir al buen estado de la vista, en especial la nocturna. También es un excelente dentífrico natural si se toma cruda, pues su intensa masticación contribuye a limpiar los dientes, aunque no pueda sustituir al cepillo de dientes al aportar cantidades importantes de azúcares.

Pero las ventajas de la zanahoria no se quedan ahí, pues cuenta con cantidades notables de selenio y vitaminas E y C, que junto al betacaroteno la convierten en uno de los vegetales con mayor potencial antioxidante.

La zanahoria también es rica en hierro, calcio, magnesio, fósforo, potasio y yodo, que le confieren una extraordinaria acción remineralizante de la que se pueden beneficiar jóvenes, personas mayores y aquellas sometidas a periodos de excesivo estrés.

Se trata, además, de un alimento digestivo, gracias a su alto contenido en fibra; agiliza el tránsito intestinal y calma los trastornos relacionados con la digestión, como la gastritis, por su acción depurativa y desintoxicante.

A la hora de comprarlas elegiremos las más limpias y de piel firme, siendo lo ideal adquirirlas en manojos con hojas que garanticen su frescura.

Se aconseja especialmente para:

- Personas con dietas bajas en grasas, ya que les permite reemplazar la dosis de vitamina A (en forma de provitamina A) que aportan los alimentos de origen animal.
- Para periodos de control de peso, ya que obliga a una masticación intensa que aumenta la salivación y genera sensación de saciedad.
- En caso de estrés crónico, el poder antioxidante de la zanahoria es beneficioso para luchar contra los radicales libres que genera el estrés.
- En digestiones lentas, la fibra de la zanahoria estimula el movimiento intestinal siempre que se tome cruda. Cocida (puré de zanahorias), en cambio, tiene un efecto astringente, útil en caso de diarrea infantil o la clásica diarrea del viajero.
- Si se tiene una piel desvitalizada, por su contenido en provitamina A.
- Ante problemas de visión, porque mantiene la vista en buen estado, sobre todo la nocturna.

Crema de zanahorias ≈ 4 personas ≈

400 g de zanahorias
2 naranjas picadas
1 cebolla picada
750 ml de caldo vegetal

1 cucharadita de cilantro picado
Pimienta negra molida
25 ml de aceite de oliva virgen
Sal marina al gusto

1. TROCEA las zanahorias, previamente lavadas y raspadas, y saltéalas junto a la cebolla picada en una sartén, con el aceite de oliva.

2. Añade las naranjas picadas, el caldo vegetal, la pimienta y la sal.

3. Cuece el combinado durante media hora.

4. Deja enfriar la mezcla resultante y, una vez fría, tritura con la ayuda de una batidora.

5. Por último, distribuye la crema de zanahorias y naranja en cada uno de los platos, y espolvorea con cilantro fresco bien picado.

menú semanal

	LUNES	MARTES	MIÉRCOLES
DESAYUNO	• Café o té. • Bol con yogur desnatado con copos de avena sin azúcar y ½ plátano.	• Café con leche. • Zumo de naranja y zanahoria. • Bocadillo de pan con tomate y jamón cocido.	• Kiwi. • Café o té con leche con cereales sin azúcar.
MEDIA MAÑANA	• Bizcocho de yogur casero.	• Bol de yogur con moras y semillas de lino.	• Tostada de pan integral con humus.
COMIDA	• Gazpacho andaluz acompañado de picatostes. • Filetes de pavo con salsa de arándanos y manzana verde. • Kiwi.	• Ensalada de espinacas, dátiles y almendras. • Guiso suave de habitas con arroz. • Yogur.	• Ensalada de lacitos integrales con canónigos, piña y nueces. • Rape al limón. • Naranja.
MERIENDA	• Tostada de arándanos y tiritas de remolacha con queso.	• Yogur casero con almendras.	• Batido de almendras con frutas.
CENA	• Ensalada de manzana verde, parmesano y nueces. • Sardinas con pisto. • Yogur.	• Judía verde con patata y cebolla hervida. • Dorada al horno con almendras. • Cuajada con avellanas.	• Coliflor al vapor con refrito de ajos. • Huevos rellenos de atún. • Yogur con semillas de lino.

Esta es una particular propuesta de menú semanal con todos los superalimentos del libro y algunas de sus deliciosas recetas. El resultado: un menú saludable, equilibrado, completo y sabroso para todos los días de la semana.

JUEVES	VIERNES	SÁBADO	DOMINGO
• Café con leche. • Tostadas con tomate, aceite de oliva y pavo. • Manzana.	• Café o té. • Bol con yogur con uvas pasas, cereales integrales y nueces troceadas.	• Café con leche. • Bocadillo de pan con tomate y jamón cocido	• Zumo de naranja y limón. • Bocadillo de pan con tomate y queso fresco. • Café o té.
• Café con leche. • Bizcocho de manzana casero.	• 1 naranja con canela y nueces.	• Cortado con leche semidesnatada.	• Bol de kiwi, avellanas y queso batido.
• Ensalada de lentejas con tomate y aguacate. • Conejo al ajillo. • Brocheta de piña y manzana.	• Ensalada de mozzarella, espinacas y arándanos. • Entrecot a la brasa con pimiento, cebolla y patata asada. • Pera.	• Crema de zanahorias. • Hamburguesa de lentejas. • Yogur.	• Espirales al limón. • Noodles con brécol y pollo. • Cuajada con nueces.
• Tostada de queso fresco y guacamole.	• Leche de almendras.	• Batido de leche con piña, pera y manzana.	• Batido de yogur desnatado con plátano.
• Sopa de verduras y avena a la menta. • Boquerón al horno con patata panadera. • Pera.	• Espárragos al yogur. • Tortilla de calabacín. • Yogur desnatado con almendras.	• Sopa fresca de manzana verde a la menta. • Solomillo de cerdo con patata al vapor y ensalada. • Queso fresco con compota de manzana.	• Ensalada de aguacate y salmón. • Sepia a la plancha con ajo y perejil. • Queso fresco con ciruelas pasas.

bibliografía

- GIL, Ángel. *Tratado de nutrición – Tomo II – Composición y calidad nutritiva de los alimentos*. Editorial Médica Panamericana. 2010.
- GIL, Ángel. *Tratado de nutrición – Tomo III – Nutrición en el estado de salud*. Editorial Médica Panamericana. 2010.
- CERVERA, P., Clapés J., Rigolfas R. *Alimentación y dietoterapia*. Mc Graw Hill Interamericana. 2004.
- CESNID. *Tabla de composición de alimentos del Cesnid*. Mc Graw Hill Interamericana. 2003.
- COSTAIN, Lyndel. *Súper Nutrientes. Guía Práctica*. Alhambra. 2002.
- TRÁNSITO, María. *Aceite de oliva y otros aceites vegetales*. Océano Ámbar. 2009.
- ARISÓ, Lucía. *La avena y otros cereales para tu salud: trigo, arroz, quinoa y mijo*. Océano Ámbar. 2009.
- LUENGO, María. *La almendra y otros frutos secos: castaña, pistacho, piñón y nuez*. Océano Ámbar. 2009.
- TORRES, Laura. *Limón, ajo y cebolla, y otros alimentos que curan*. Océano Ámbar. 2009.